家庭医生 医学科普 系列丛书

肛肠良性疾病看名医

广东省医学会、《中国家庭医生》杂志社
组织编写

主　编　任东林
副主编　毛舒婷

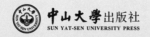
中山大学出版社
SUN YAT-SEN UNIVERSITY PRESS

版权所有　翻印必究

图书在版编目（CIP）数据

肛肠良性疾病看名医 / 任东林主编；毛舒婷副主编. —广州：中山大学出版社，2018.6

（家庭医生医学科普系列丛书）
ISBN 978-7-306-06114-0

Ⅰ.①肛… Ⅱ.①任…②毛… Ⅲ.①肛门疾病—防治 Ⅳ.① R574

中国版本图书馆 CIP 数据核字（2017）第 169308 号

GANGCHANG LIANGXING JIBING KAN MINGYI

出 版 人：	王天琪
责任编辑：	邓子华
封面摄影：	肖艳辉
封面设计：	陈　媛
装帧设计：	陈　媛
责任校对：	谢贞静
出版发行：	中山大学出版社
电　　话：	编辑部 020 - 84110283，84111996，84111997，84113349
	发行部 020 - 84111998，84111981，84111160
地　　址：	广州市新港西路 135 号
邮　　编：	510275　传真：020 - 84036565
网　　址：	http://www.zsup.com.cn　E-mail: zdcbs@mail.sysu.edu.cn
印 刷 者：	佛山市浩文彩色印刷有限公司
规　　格：	889mm × 1194mm　1/24　7.5 印张　150 千字
版次印次：	2018 年 6 月第 1 版　2018 年 6 月第 1 次印刷
定　　价：	28.00 元

如发现本书因印装质量影响阅读，请与出版社发行部联系调换

家庭医生医学科普系列丛书编委会

主任：

姚志彬

编委（按姓氏笔画排序）：

马 骏	王省良	王深明	邓伟民	田军章	兰 平	朱 宏
朱家勇	伍 卫	庄 建	刘 坚	刘世明	苏焕群	李文源
李国营	吴书林	何建行	余艳红	邹 旭	汪建平	沈慧勇
宋儒亮	张国君	陈 德	陈规划	陈旻湖	陈荣昌	陈敏生
罗乐宣	金大地	郑衍平	赵 斌	侯金林	夏慧敏	黄 力
曹 杰	梁长虹	曾其毅	曾益新	谢灿茂	管向东	

序

姚志彬 | 广东省政协副主席
广东省医学会会长

健康是人生的最根本大事。

没有健康就没有小康,健康中国,已经成为国家战略。

2015年,李克强总理的政府工作报告和党的十八届五中全会都对健康中国建设进行了部署和强调。

随着近年工业化、城镇化和人口老龄化进程加快,健康成为人们最关注的问题之一,而慢性病成为人民健康的头号"公敌",越来越多的人受其困扰。

国家卫生和计划生育委员会披露:目前中国已确诊的慢性病患者近3亿人。这就意味着,在拥有超过13亿人口的中国,几乎家家有慢性病患者。如此庞大的群体,如此难题,是医疗机构不能承受之重。

慢性病,一般起病隐匿,积累成疾,一旦罹患,病情迁延不愈。应对慢性病,除求医问药外,更需要患者从日常膳食、运动方式入手,坚持规范治疗、自我监测、身心调理。这在客观上需要患者及其家属、需要全社会更多地了解慢性病,掌握相关知识,树立科学态度,配合医生治疗,自救与他救相结合。

然而,真实的情况并不乐观。2013年中国居民健康素养调查结果显示,我国居民的健康素养总体水平远低于发达国家，尤其缺乏慢性病的防治知识。因此，加强慢性病防治知识的普及工作，刻不容缓。

与此同时，随着互联网、微信、微博等传播方式的增加，健康舆论市场沸沸扬扬、泥沙俱下，充斥着大量似是而非的医学信息，伪科普、伪养生大行其道。人们亟待科学的声音，拨乱反正，澄讹传之误，解健康之惑，祛疾患之忧。

因此，家庭医生医学科普系列丛书应时而出。

本系列丛书由广东省医学会与《中国家庭医生》杂志社组织编写。内容涵盖人们普遍关注的诸多慢性病病种，一病一册，图文并茂，通俗易懂，有的放矢，未病先防，已病防变，愈后防复发。

本系列丛书，每一册的主编皆为岭南名医，都是在其各自领域临床一线专研精深、经验丰富的知名教授。他们中，有中华医学会专科分会主任委员，有国家重点学科学术带头人，有中央保健专家。名医讲病，倾其多年经验，诊治心要尤为难得，读其书如同延请名医得其指点。名医一号难求，本系列丛书的编写，补此缺憾，以惠及更多病患。

广东省医学会汇集了一大批知名专家教授。《中国家庭医生》杂志社在医学科普领域成就斐然，月发行量连续30年过百万册，在全国健康类媒体中首屈一指，获得包括国家期刊奖、新中国60年有影响力的期刊奖、中国出版政府奖等众多国家级大奖。

名医名刊联手，致力于大众健康事业，幸甚！

2016年4月

前 言

任东林 主任医师,医学博士,外科学教授,博士研究生导师
中山大学附属第六医院运营总监,肛肠外科、中西医结合肛肠外科、盆底疾病诊治中心主任
中国中西医结合学会大肠肛门病专业委员会主任委员
世界中医联合会肛肠专业委员会副主任委员

    肛肠良性疾病不止"痔疮",还包括肛裂、肛瘘、直肠阴道瘘、便秘、盆底脱垂性疾病、各种会阴部组织缺损及肛门畸形、肛门失禁、肛门直肠狭窄、炎症性肠病的肛周病变、骶尾部藏毛性疾病、化脓性汗腺炎、Fournier 坏疽、肛门皮肤病、肛门瘙痒症、盆底肛门疼痛及小儿肛肠外科疾病等。

    既往一项对 57927 人的调查研究发现,肛肠良性疾病的发病率高达 59%。但由于一些错误观念的影响,如认为肛肠良性疾病是小病,对人的健康影响不大;罹患此类疾病感到羞于启齿,患者不好意思去看病等,延误了诊断和治疗,错过了最佳的治疗时机,患者的生活和工作受到极大的影响。

    笔者在从医生涯里,在努力做好临床科研教学工作的同时,一直有一个愿望:让更多的人认识并关注肛肠良性疾病,最大可能地减少因延误诊断或重视程度不够而

导致病情反复或加重，从而更好地帮助患者。借这次家庭医生医学科普系列丛书出版的机会，在《中国家庭医生》杂志社工作人员的大力支持和努力下，笔者这个小小的愿望得以实现，在此一并表达对他们深切的感谢。

　　在本书的编写过程中我们尽量做到科学、客观，结合专业知识，参考相关诊疗指南，用通俗易懂的语言来阐述生涩的专业知识，也借助一些图表让读者可以轻松阅读并理解肛肠良性疾病。

　　写专业化的"科普"是一件困难的事情，希望我们的努力能得到大家的认同和肯定。按我们的理解，医者的职责不仅是看病，更重要的是让更多的人不生病或生小病。如果本书能够在肛肠良性疾病的防治方面起到一些作用，就满足了我们的初衷。当然，在阅读本书获得相应专业知识的同时，也希望更多的人能够感受到我们的一份爱心和祝福！

2018年5月

目录 CONTENTS

名医访谈　精诚大医柔情客　/1
自测题　/4

基础篇　慧眼识病

PART 1　初识肛肠良性疾病　/2

肛门：人体"排污口"　/2
痔病：突出肛门之物？　/4
便血未必是痔病　/8
痔病的女性特色　/10
肛裂：排便是场大考验　/12
"落地生根"的肛门直肠周围脓肿　/14
婴幼儿肛周脓肿：不少见，易治愈　/17
肛瘘是只"偷粪老鼠"　/19
与性别相关的特殊瘘病　/21
肛周瘙痒症：难言的困扰　/23
大便失禁："不知道"还是"难作为"　/25
"吉普车病"，胖人易烦恼　/27

目录 CONTENTS

PART 2　图解肛门直肠检查　/ 29

常用体位　/ 29

肛门视诊　/ 31

肛肠触诊　/ 32

肛瘘的Goodsall规律　/ 33

经典答疑　/ 34

肛瘘会引起癌变吗？　/ 34

为什么痔病有的痛，有的不痛？　/ 35

肛乳头肥大，怀孕前要处理吗？　/ 36

治疗篇　各个击破

PART 1　详解诊断手段　/ 40

肛肠科的三大基本检查　/ 40

"肛检"难为情，筛查作用大　/ 43

MRI，肛瘘检查的金标准 /45

大便失禁的特殊诊断技术 /47

PART 2　痔病 /52

患痔病，当心挨冤枉刀 /52

治痔药物，口服外用各不同 /55

内痔，怎样"随治随走" /57

磨刀霍霍向痔病 /60

痔病疗效，一分钱未必一分货 /65

手术，不能一劳永逸 /68

PART 3　肛裂 /70

内服外用，居家治疗轻度肛裂 /70

医院治疗，先"保守"，再手术 /73

PART 4　肛门直肠周围脓肿和肛瘘 /79

消脓肿，"非手术"难奏效 /79

目录 CONTENTS

根治脓肿，找准源头很关键 / 81
"偷粪老鼠"，"御猫"来捕 / 86
克罗恩病肛瘘，首选保守治疗 / 92
肛瘘难治，何妨"带瘘生活" / 96

PART 5　与妇科相关的疾病 / 99

"裸产"，增加会阴撕裂的风险 / 99
直肠阴道瘘，复发率高 / 102

PART 6　大便失禁 / 104

先用药，再手术 / 104

PART 7　其他肛肠良性疾病 / 108

直肠肛管畸形，并非被诅咒 / 108
骶前肿物，非常罕见 / 111
孤立性直肠溃疡，把肠子提起来 / 114

性传播疾病，治疗要正规 / 116

肛门瘙痒，挠为下策 / 119

✉ **经典答疑** / 121

治疗痔病，TST更先进吗？ / 121

溃疡性结肠炎不能根治吗？ / 122

肛周长了粉瘤，怎么办？ / 123

生活行为篇　防患于未然

PART 1　饮食调理 / 126

大便"带血"要打假 / 126

老年便秘，不同情况不同饮食 / 128

PART 2　运动健身 / 131

强身健体八段锦 / 131

凯格尔运动，不只孕妇需要做 / 136

目录 CONTENTS

PART 3　保健预防　/ 139

排便，也要讲科学　/ 139

治痔药物大比拼　/ 143

大便失禁，卫生棉条能帮忙　/ 145

经典答疑　/ 146

结肠炎患者要少吃蔬菜吗？　/ 146

聪明就医篇　有效的看病流程

PART 1　就医之前这样准备　/ 148

PART 2　挂号方式多样选　/ 151

名医访谈

精诚大医柔情客

采访：《中国家庭医生》杂志社
受访： 任东林（主任医师，医学博士，外科学教授，博士研究生导师。中山大学附属第六医院运营总监，肛肠外科、中西医结合肛肠外科、盆底疾病诊治中心主任。中国中西医结合学会大肠肛门病专业委员会主任委员。世界中医联合会肛肠专业委员会副主任委员）

见到任教授本人，会恍然觉得：这就是"儒雅"的最佳诠释。纵然是紧张繁忙的交班查房、门诊、手术、教学、会议……他依然神采飞扬，在每一个举手投足间流露出温文尔雅的气质。

借这次访谈的机会，我们有幸亲临任教授病房查房现场，在这个看似平凡的日常，我们看到的是一个老师对学生的专业要求和态度培养，是一个医生对患者的认真负责和体贴关怀。

精益求精，还要"比技术更多"

对于专业上的要求，任教授自言是"接近于刻薄"的。查房时，他要求年轻的管床医生细致地交代患者的情况，就疑点难点现场提问，气氛不亚于一次专业技能实操考试。

"把每一张病床看作是一方能耕耘出钻石的土地那样用心去专研，才能提升自己、做出成绩。"任教授这样跟年轻的管床医生说。

技术上的精专，还不足以成就一名好医生。

任教授主编的书籍众多,其中有一本专门记载各种肛肠病典型病例手术过程,以作总结和供相关专业人士参考学习之用的图书——《比技术更多》。

比技术更多的,是什么呢?

"作为医生,所应该具备的不单纯是专业技术水平,还包括服务态度、个人修养等各方面,除了解除患者生理上的疼痛,还要给予患者更多的人文关怀。冷冰冰的医疗技术需要依附人文关怀,才能发挥更多的光和热。"

在查房现场,一位患者住院3周,病情没有得到预期的治疗效果,任教授看在眼里记在心里,一方面宽慰患者,一方面要求管床医生密切关注并开始讨论如何调整治疗方案。

"技术是必需的,但只有技术是不够的。关注患者的感受,体谅患者的困难。"这是任教授对年轻医生们医学技术之外的更高要求,而对于他自己,也是这样自律和实践的。

成绩斐然,返璞归真的医生

任教授活成了很多人向往的模样,从他的"江湖称号"可见一斑:院长、教授、主任委员、总舵主、男神、诗人……

他的办公室里陈列着大大小小的奖杯、奖状、证书,让人目不暇接。

当被问及"这么多'江湖称号'最喜欢哪一个"的时候,任教授笑了,说:"我最喜欢的是'医生'。"

办公室外面的公共区域,如走廊、护士站,其墙面上所展示的,不是荣誉、锦旗,而是他们的日常,如某次活动的照片,某些日期的值班安排,以及患者手写的感谢信。细看感谢信的内容——感谢某医生的认真负责、某护士的贴心关怀。从那走过,都能感受到从墙面溢出来的美好。

"当我们专注于自己的事业,成绩、荣誉自然而然地就来了,简单来说就是:你努力了,所以得到了,仅此而已。"在任东林教授看来,来自患者的信任和肯定,是他最大的动力,"这也是我一直坚持前行的理由"。

期间,一位年轻的医生进来办公室,说某患者需要开中药,任教授没有丝毫怠慢,立即提笔在处方笺上工整地开具处方,写完后再从头点读、思量,当时全神贯注的他也许不知道,那因为茶几高度有限而半蹲俯身写字的姿势,已经深深地印在采访者的脑海里——俨然躬耕的姿态。

感恩生活,精诚大医有柔情

拍照、写诗,该是一个"闲人"干的事儿。终日忙碌的任教授,却能在这个浮躁世界保持一颗单纯的心,去欣赏美好的事物,并因此感动,从而拍下或写下那一刻的美好。怎么做到这一点的呢?

答曰:"对身体、心理的调适,是一个人基本的责任。只有我们自己拥有健康的身心,才有能力去爱他人。"

对任教授来说,除了拍照、写诗,各种场景、角色的切换,专注当下,也是对身心的调适,而不是非要腾出一个假期度假。

任教授的爱,不只是对家人、亲友,还有对患者。

"肛肠良性疾病,是一个很大的范畴,但'良性'只是从病理类型上来分,如果不予以及时干预和治疗,也会造成严重后果,所以我们希望借助这本书,能把治疗提前。我认为这是一件很有意义的事情。"

因为尊重生命,感恩生活,所以爱惜自己,也爱惜他人。这也是为什么他满满的日程上,依然有《肛肠良性疾病看名医》这本书的一席之地。

精诚大医柔情意,无须扬鞭自奋蹄。

自测题

1. 便时带血或滴血,无痔核突出;常有便血,便时痔核突出,可自行还纳;可有便血,腹压增加时痔核突出,需用手还纳;可有便血,痔核持续突出或还纳后易脱出。以上描述分别是内痔的哪个分级的特点?( )

   A. Ⅰ度;Ⅱ度;Ⅲ度;Ⅳ度
   B. Ⅱ度;Ⅲ度;Ⅰ度;Ⅳ度
   C. Ⅰ度;Ⅱ度;Ⅳ度;Ⅲ度
   D. Ⅱ度;Ⅰ度;Ⅲ度;Ⅳ度

2. 直肠指检能帮助诊断哪些疾病?( )
   A. 肛肠科疾病　B. 泌尿外科　C. 妇科　D. 骨科　E. 以上皆是

3. 治疗痔病的原则,以下哪个是错误的?( )
   A. 无症状的痔可不做治疗
   B. 有症状的痔重在解除症状
   C. 见痔就治,除之而后快
   D. 保守治疗无效,再考虑手术

4. 以下肛钟表示的位置是( )。

   A. 截石位-3点
   B. 截石位-9点
   C. 膝胸位-3点
   D. 膝胸位-9点

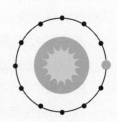

截石位

5.《古今医统大全》中的记载"上用草探一孔,引线系肠外,坠铅锤悬,取速效。药线日下,肠肌渐长,僻处既补,水逐线流,未穿疮孔,鹅管内消",是对哪种疗法的描述?（　　）

A. 肛瘘的切开挂线术

B. 肛瘘的中医拖线疗法

C. 痔病的胶圈套扎术

D. 肛裂的括约肌切断术

6. 以下辅助诊断肛瘘的检查手段中,哪个是"金标准"?（　　）

A. 直肠腔内超声检查　B. 磁共振检查（MRI）

C. 瘘管注液检查　D. 探针检查

7. 避免因生产而导致会阴撕裂,孕妇可以这样做。（　　）

A. 将胎儿体重控制在合适的范围

B. 生产时听从助产士指导,不盲目用力

C. 定期产检,发现问题及时解决

D. 以上皆是

8. 盆底肌锻炼（凯格尔运动）适用哪些人群?（　　）

A. 漏尿或压力性尿失禁患者

B. 大便失禁患者

C. 射精无力者

D. 以上皆是

参考答案：
1.A　2.E　3.C　4.A
5.A　6.B　7.D　8.D

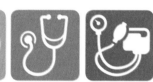

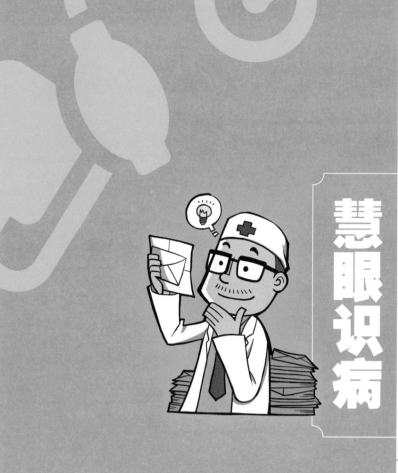

慧眼识病 基础篇

PART 1 ▶ 初识肛肠良性疾病

肛门：人体"排污口"

肛门位于消化道的末端。贯穿人生的"吃喝拉撒"四件生活事中，肛门司职"拉"，是名副其实的"排污口"。肛门到底是如何履行这项功能的呢？这得从肛门直肠的结构说起。

从直肠肛管纵剖面图可见，由上至下，分别有直肠、肛管和肛门，肛门直肠位于消化道的末端。

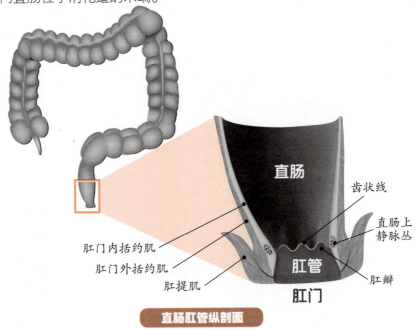

直肠肛管纵剖面

直肠长12~15厘米，分两部，上部直肠大小与结肠相当，下部膨大成直肠壶腹，是粪便的"中转站"，暂时存储粪便。直肠黏膜与肠壁紧密贴合，直肠壶腹部有上、中、下排列的半月形直肠瓣，这是它的特征结构。

直肠壶腹部下端与肛管相连。肛管长1.5~2厘米，肛门是肛管的下缘，显露于人体表面。肛管周围环绕内外括约肌，一般情况下，呈环状收缩闭合状态。在直肠壶腹下端的直肠黏膜，形成8~10条纵行隆起的皱襞，医学上称为肛柱。肛柱下端有半月形皱襞被称为肛瓣。肛瓣与相邻肛柱下端之间共同围成的"小口袋"称为肛窦（肛隐窝）。窦口在上，窦底在下，窦内易积存粪屑，容易发生感染导致肛窦炎。肛瓣下方有2~8个三角形乳头状突起，称肛乳头。肛窦底部有肛腺开口。肛腺在黏膜下有一管状部分，称肛腺管，肛腺可向下向外伸展到肛门内括约肌甚至穿过该肌。肛腺感染常导致肛门直肠周围脓肿。肛瓣与肛柱下端共同形成锯齿状的环形线，医学上称之为齿状线。齿状线是肛管和直肠的分界线——以上为直肠，以下为肛管。

在直肠与肛管的结合处，有一个环状的、约1.5厘米宽的海绵状组织结构——肛垫。肛垫富含血管、结缔组织和纤维肌性结构，这些纤维肌性结构缠绕直肠静脉丛，构成为一个支持性框架，将肛垫固定于内括约肌上，防止肛垫下滑。肛垫下移是痔病发生的机理之一。此外，肛垫还可协助括约肌封闭肛门。

闭合的肛管在什么时候会放松呢？常见的情况是排便——当直肠壶腹的粪便存储到一定的分量时，发出排便指令，括约肌放松，肛管打开，直肠、肛管及其他相应器官组织一同作用，将粪便排出体外。任何一个环节出现问题，都可能导致排便障碍，常表现为大便失禁或排便困难。

对于症状出现在肛门及其附近的良性疾病，如痔病、肛门直肠周围脓肿、肛瘘、大便失禁……其实病变部位并不局限于肛管或肛门，还包括直肠、直肠肛管周围间隙等等。因此，了解肛门直肠的结构，对患者来说，也能更好地了解疾病和配合医生的治疗。

痔病：突出肛门之物？

痔病，通常被称为"痔疮"，我国痔病的发病率极高，甚至有"十人九痔"的说法。其实，早在2000多年前，人们就已经对痔病有了一定的认识，并为后人留下了珍贵的文献记载。

痔病的病因

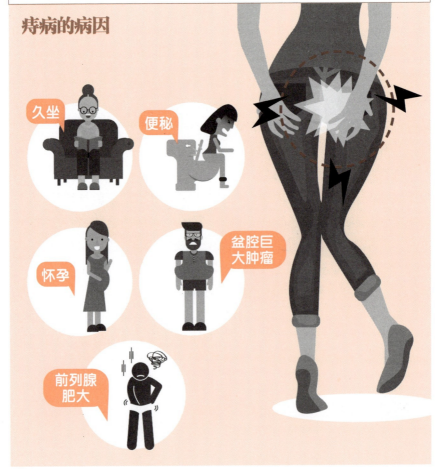

- 久坐
- 便秘
- 怀孕
- 盆腔巨大肿瘤
- 前列腺肥大

古籍对痔病的记载

在古时,痔与"寺"或"峙"相通,表示"突出"的意思,即高出或凸起于肛门的表面的意思。我国著名古籍《山海经》里最早出现"痔"这个病名,并记载了两种治疗药物。一种是"虎蛟":"泿水出焉,而南流注于海。其中有虎蛟,其状鱼身而蛇尾,其音如鸳鸯。食者不肿,可以已痔。"另一种是"栎":"西三百五十里曰天帝之山……有鸟焉,其壮如鹑,黑文而赤翁,名曰栎,食之已痔。"

战国时期的《庄子·杂篇·列御寇》,记录了秦王患痔,"曹商舐痔"而得重赏的寓言故事。

湖南长沙马王堆出土的西汉《五十二病方》中,将痔病分成"牡痔、牝痔、脉痔、血痔、疽痔及疮痔"等几类,这是我国目前所知最早的关于痔病的分类的记录。

明代《外科启玄》专设"痔疮部",根据痔病的症状、外观分成二十四症,并画图示意。书中第一次出现了"里外痔"的分类(即混合痔)。

中医对痔病的认识

《素问·生气通天论》曰:"因而饱食,经脉横解,肠澼为痔。"中医从人体的阴阳气血盛衰,脏腑经络的顺逆交错和内外病因的相互影响等方面去探讨其病因。如《外科启玄》曰:"古书虽有五痔之分,而未尝离于风湿燥热四气郁滞。弗能通泄,气逼大肠所作也。"同时认为,年龄、气候、风俗、妇女生产、久坐、过饱、耽于酒色、小儿食物过于油腻或长期腹泻等也是痔病的诱因,"宜详其原受之因而治之,自应验矣"。

痔病的现代学说

动物学家研究发现,在那些四肢行走的哺乳动物中很难见到痔病的存在,而直立行走的人类却是痔病的高发群体。有人猜测,这可能与直立行走后局部所受地球引力有一定关系。或许我们可以这样认为,痔病是人类进化的一种代价。

至于痔病的形成原因,至今尚未完全明确。从西医来说,主要有以下几种学说。

目前,最流行的学说是"肛垫下移学说"。正常情况下,肛垫疏松地附着于肛管肌壁上,排便的时候,被向下的压力往下推,排便结束后借自身弹性收缩返回原位。若收缩力减少,难以回弹,肛垫则充血,下移形成痔病。

还有一个比较重要的学说是"静脉曲张学说"。认为痔病的形成与静脉淤血扩张有关。因为门静脉及其分支直肠静脉没有静脉瓣,血流回流比较困难,加上直肠上下静脉丛管壁薄、位置浅,末端直肠黏膜下组织松弛,容易导致静脉丛血液淤滞扩张。可以说,这是解剖学特

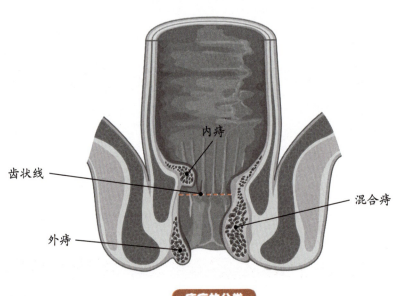

痔病的分类

点的"先天不足"导致的。根据这个学说,所有会阻碍直肠静脉回流的因素或行为都可能导致或加重痔病的病情,如长期坐立、妊娠生产、便秘、前列腺肥大、盆腔巨大肿瘤等。

此外,长期大量进食辛辣饮食、肛周感染、营养不良等也可能诱发痔病。

痔病的分类和分度

现代医学,根据所在部位不同,将痔病分为内痔、外痔和混合痔三类。它们各有特点(见下表)。

分类	临床表现	
内痔	生长于齿状线以上; 出血、脱出; 未发生血栓、嵌顿、感染时无疼痛; 可伴发排便困难; 发生于截石位3、7、11点; 除Ⅰ度外,其余肛门视诊可见	Ⅰ度:便时出血,便后血停,无痔脱出。肛门视诊不可见
		Ⅱ度:常有便血,便时痔脱出,便后自行还纳
		Ⅲ度:偶有便血,痔脱出需用手还纳
		Ⅳ度:偶有便血,痔脱出不能还纳或还纳后在病人用力时再次脱出
外痔	生长于齿状线以下; 肛门不适,潮湿不洁,时有瘙痒; 血栓形成可伴有剧痛; 皮赘及炎性外痔较常见	
混合痔	内痔外痔同时存在; 脱出痔块嵌顿,会发生水肿、淤血甚至坏死	

便血未必是痔病

医学上将肉眼能见到的便中带血称为显性便血。显性便血是消化道出血，特别是下消化道（自小肠上段至肛门）出血的常见表现之一。

临床上便血是一种非常常见的症状，疾病不同，临床表现也各异。

便血，不全因为痔病

说起便血，大多数人的第一反应是：痔出血。确实，各期内痔和混合痔均可引起大便带血。除此之外，肛裂、直肠癌等很多疾病，同样会引起大便带红色血液。不同原因，便血的表现有所不同。

比如痔出血时，大便形状常常没有特别的改变，血色呈鲜红或玫瑰红，附于大便表面或便纸带血，或点滴而下，或"一线如箭"，血凝块较少，也没有特别的气味，常常伴有排便时痔核脱出于肛门外。

而肛裂出血，血色鲜红，出血多不规则，时有时无，一般出血量较少，或便时鲜血点滴而出，或粪便表面带血或便后手纸带血，有时血中可混有少量黏液。伴有明显的疼痛是它最大的特点。

至于患直肠癌时，里急后重，大便习惯和性状都会改变，有时只排出一些血或黏液而无粪便。常常表现为持续性的、少量的、带黏液的血便，血色暗红，有血凝块，常常伴有特别的味道。

直肠癌患者，最容易将便血当成痔出血，从而置之不理，往往忽视了进一步检查。延误病情可能酿成无法挽回的后果。

便后,冲水前看一眼

大便作为"无用"的排泄物,很多人似乎对其存有偏见,认为它又脏又臭,不愿意多看一眼。但是,我们后天生长发育所需的营养和能量,都需要胃肠来包容吸收,它们可谓"后天之本"。许多系统、器官的功能活动和胃肠道密切相关,因此,大便的质地、性状、大小、颜色、气味,排泄的次数、难易、伴随症状等等都会告诉我们许多相关的身体信息。不夸张地说,大便是身体健康状况的风向标。我们可以通过大便了解到健康状态。

如果如厕后,我们能观察自己的大便,冲水前不仅回头多看一看,最好还能闻一闻,通过大便提示的信息,早日发现有关健康的"秘密",就是对大便的最大尊重,也是对自身的关爱。

对于大便出现的任何异常,最好不要自行判断。看专业的医生,做必要的检查,是明智的选择。把疑惑、担忧交给医生去处理吧!

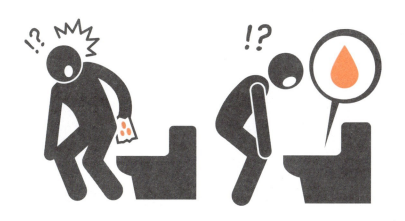

痔病的**女性特色**

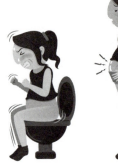
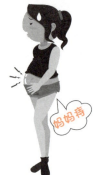

男女患痔病的概率几乎是相等的,差别没有显著性,都在 50% 左右。但是痔病却具有女性特色:没有怀孕的女性痔病的发病率明显要低于孕产妇,即使孕前有痔病,也多数症状轻微,怀孕或生产会使痔病的症状明显加重。

因此,女性的痔病,有时甚至可以称之为"妈妈痔"。

痔病这种特殊的女性特色,可能与以下几个因素有关。

激素影响

肛垫内静脉丛血管壁内有雌激素受体和乳腺样组织,在月经周期中,随着卵泡的发育,雌激素分泌量逐渐升高,在排卵前 2 天达到高峰,血液中高水平的雌激素含量,可以导致肛垫内血管扩张、充血,从而导致肛垫肿胀,所以,大多数女性患者在经前或经期出现痔病的表现最多或最明显。

孕期产生的孕激素和松弛素,不仅可以使血管扩张,亦可使组织松弛,这样肛垫容易下移,肠道平滑肌松弛可以诱发排便困难,这也是孕期痔病增多或症状加重的原因。

腹压增加

还有观点认为,在妊娠期,女性盆腔的动脉血流量比平时增加约 25%,相应的静脉血液回流亦会显著增加;由于随着孕周的增加,子宫亦在随之显著增大,在非孕时子宫只有 50 克左右,而在足月时,子宫可以增加到原来的 20 倍,这还不包括胎儿的重量;盆腔内容物的显著增加,腹压增高,从而明显地影响盆腔静脉的回流,使盆腔静脉内的压力增高。随之而来的是影响痔的静脉回流,肛垫内的压力增高,淋巴回流亦受影响。此时如果调护不当就容易导致痔的产生或使原有的痔病情加重。

胎儿压迫

女性痔的发生部位,前部(肛门阴道之间)远多于后部和其他部位,或者可以这样说,女性痔病绝大多数都是从前部开始的,早期多是皮赘,后期才逐渐形成真正意义上的痔病。女性痔病多发生于前部的原因,多数和分娩有关。胎儿、特别是巨大胎儿对产道,特别是末段产道的压迫,非常容易产生局部损伤、组织淤血、血液及淋巴回流受阻等等,产程越长、生产次数越多,痔病的发病率随之增加,症状亦随之加重。

产后忽略

孕妇生产,产科医生最关注的大概是产程是否正常,母子是否平安,至于产妇的肛门口情况,如痔或肛管是否外翻,可能关注不够,且多数认为是自然过程,会自行缓解,而未加注意。对于产妇来说,肛门疼痛,或有东西脱出外面,不能"回去",很多年轻新妈妈以为这是生产的正常影响而没有对医生提出来。很多时候,痔病就是这样发生、发展的。

女性妊娠生产,是"生痔长痔"最重要的环节,在这个阶段,如果关注得多(比如注意饮食、排便、清洁、肛门功能锻炼,生产时感觉到肛门有不适提出来),处理得当(比如医生及时对外翻的肛管或脱出的痔进行复位并固定好,使之不再脱出嵌顿),产后坚持进行康复训练等,那么"妈妈痔"一定会减少许多。

肛裂：排便是场大考验

肛裂，顾名思义，是指肛管皮肤破裂形成的梭形裂口或溃疡，这是一种常见的肛管疾病，多青睐青壮年，儿童亦可发生，65岁以上人群少见，发病率男女无明显差异。

肛裂好发于肛管后正中线上，也可发生于前正中线，或前后正中线同时发生。若侧方出现肛裂，应怀疑患肠道炎性疾病、病毒感染性疾病或肿瘤的可能。

急性肛裂，裂口浅，边缘整齐、创面干净、颜色鲜红，无瘢痕形成；慢性肛裂可形成溃疡，裂口常深达皮下组织，呈梭形或椭圆形，创面边缘硬，弹性差。病程长、反复发作后进入合并症形成期，问题则更加严重，溃疡伤口难以愈合。肛管有裂口；裂口上端的肛门瓣和肛乳头水肿，形成肥大乳头；裂口下端皮肤因炎症改变，形成袋状皮肤隆起，酷似一外痔，常称为"前哨痔"或"哨兵痔"。肛裂、乳头肥大和前哨痔，是肛裂的典型表现，被称为肛裂"三联症"。

肛裂给患者带来的最大痛苦，莫过于难以忍受的疼痛了。特别是排便时的剧烈疼痛，毫不夸张地说，就像是"拉玻璃碴"般。这种疼痛在排便后稍有缓解，这有点像暴风雨来临的前奏，短暂的安详实际上预示着后面持续而剧烈的痛苦，之后因括约肌痉挛又会引起剧烈疼痛。这被称为肛裂疼痛周期或周期性疼痛。裂口越深、基底的胼胝体越大、涉及的括约肌越多，疼痛可能就越剧烈，持续时间也可能越长，有时可能持续到第二个排便周期。这种周期性疼痛也是肛裂的显著特征。

肛裂疼痛与排便密切相关。当粪便进入肛管时,肛管扩张,导致肛裂如烧灼样或刀割样剧烈疼痛,便秘、大便干结可能是导致肛裂形成的重要原因。多数肛裂患者因为害怕排便时的疼痛折磨,从而刻意减少大便次数或延迟排便时间,大便在直肠内停留过长时间,水分被吸收,以致大便更干结,下次排便肛裂更严重,疼痛更剧烈。如此形成恶性循环,患者苦不堪言。如果疼痛不终止,这种恶性循环就很难被打破,因此,肛裂的治疗成功的评价标准之一,就是术后疼痛有无立即有效的缓解。

若为了大便软烂,而滥用缓泻剂,还可能因长期腹泻而导致肛管狭窄或发生泻剂依赖性便秘,可谓得不偿失。

肛裂的另一直观表现是便血,出血是因粪便扩张肛管,引起肛管处小血管或瘢痕撕裂而产生,常在粪便表面或便纸上见到少量鲜红血液或肛门滴血,大量出血较少见。

此外,随着病情的发展,肛裂患者还会自觉肛门瘙痒不适、肛门潮湿(脓血分泌物污染内裤)以及出现全身症状。严重影响患者的正常工作和生活。

解决肛裂问题,最稳妥的方法还是去医院进行相应的治疗。要注意的是,医生肛门指诊时,肛门括约肌痉挛同样可引起剧烈疼痛。因此,这类患者,如有需要,可以要求在麻醉下进行。

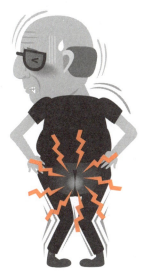

"落地生根"的肛门直肠周围脓肿

肛周脓肿,是指直肠肛管周围软组织内或其周围间隙发生的急性化脓性感染,并形成脓肿,可发生于任何年龄,尤其好发于青壮年,男性患者是女性患者的3~4倍。

直肠肛管周围间隙示意

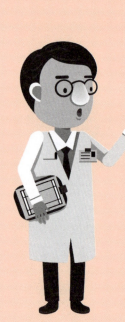

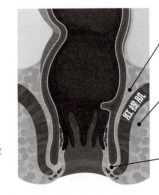

骨盆直肠间隙

坐骨肛管间隙

肛提肌

肛周皮下间隙

直肠肛管周围间隙

包括骨盆直肠间隙、直肠后间隙、坐骨肛管间隙、肛周皮下间隙、括约肌间间隙、直肠黏膜下间隙。

肛门直肠周围间隙,根据所处位置的不同,可细分为9种类型:位于肛提肌上的包括骨盆直肠间隙、直肠后间隙(骶前间隙);位于肛提肌下的包括坐骨直肠间隙、肛门后深间隙、肛门后浅间隙、肛管前深间隙、肛管前浅间隙、肛管周围皮下间隙、括约肌间间隙。直肠肛管周围间隙充满脂肪结缔组织,神经分布少,感觉迟钝,发生感染时常不易察觉,往往形成脓肿后才就医。

为什么直肠肛管周围间隙会发生脓肿呢? 直肠肛管周围被中医喻为"阴中之阴",是气血最不足之处。因此,这也可能是直肠肛周容易发生脓肿的原因。临床上形成肛周脓肿的原因很多,既有局部的因素如肛瘘、肛管直肠损伤、炎症性肠病等,也有全身性因素如内分泌疾病(糖尿病)、免疫缺陷性疾病(HIV等)、血液病(白血病)等。临床也有一部分直肠肛周脓肿与异物、外伤、手术等有关,如有小孩和老人患直肠肛周脓肿,从腔内取出过鸡骨、鱼刺、木签等。

临床上,大部分肛门直肠周围脓肿还是由肛腺感染引起。

肛腺大多位于内外括约肌之间,开口于肛窦,主要作用是分泌黏液润滑肛管,帮助粪便排出。肛窦在腹泻或便秘时易发生炎症,累及肛腺,引起肛腺炎,及至括约肌间感染。然后,感染在直肠肛周间隙中疏松的脂肪结缔组织间蔓延,最终累及不同的直肠肛周组织间隙,形成不同类型的直肠肛周脓肿。各间隙之间有结缔组织通道,当一个间隙形成的脓肿处理不及时,可因脓液增多,压力增大而扩散到其他间隙,脓肿破溃或切开引流常形成肛瘘。也可以说,脓肿是肛门直肠周围炎性症病理过程中的急性期,肛瘘则是慢性期。

根据脓肿发生部位的不同,有学者将直肠肛周脓肿分为瘘管性脓肿和非瘘管性脓肿,后者比前者相对容易处理。

直肠肛周脓肿患者起初可能并无任何不适感觉,然后,突然发现肛周出现一个小硬块或肿块,红肿发热,受压或有脓液排出,有剧烈疼痛感,久不愈合,还可伴随体温升高、倦怠不适等全身症状。如果脓肿位置较深,患者会感觉会阴及骶尾部胀痛,出现发热或发冷症状。脓液形成时,可在肛周摸到波动柔软的脓肿。自行破溃或刺破后有脓液流出,疼痛缓解,但伤口经久不愈。一经发现,应及早去医院接受专业治疗。

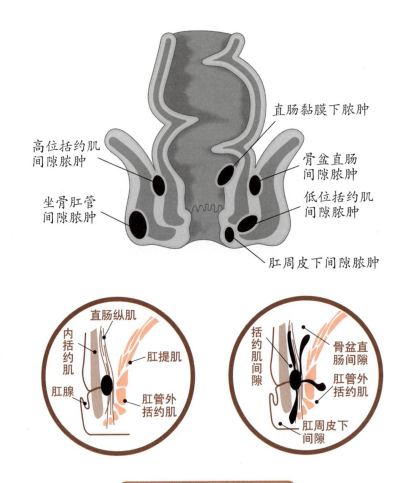

直肠肛周脓肿感染位置和路径

婴幼儿肛周脓肿：不少见，易治愈

肛门直肠周围脓肿和肛瘘可发于任何年龄，婴幼儿也不能幸免。如果发现宝宝肛门周围出现红色发硬的包块，久不消散，或伴随着发烧、哭闹、不愿排便，则要多留个心眼，宝宝可能是患了肛周脓肿或肛瘘，应及时带宝宝去医院诊治。

男宝宝患肛周脓肿和肛瘘的占绝大多数。与成人肛周脓肿和肛瘘不同，婴幼儿的发病原因中，最重要的因素被认为是和雄激素有关。Fitzgerald认为宝宝体内过量雄激素会使雄激素与雌激素的比例失衡，或存在雄激素敏感腺体，从而导致异常肛腺和肛隐窝的形成，异常的肛隐窝易导致肛腺排空不好，分泌物潴留就容易导致感染而形成肛周脓肿。先天性异常解剖结构也可导致肛瘘发生，由于新生儿肛腺较多，可达50个，较多次的稀便易积于肛隐窝，导致肛隐窝炎，肛隐窝一旦受到炎症刺激，便扩张松弛，失去收缩能力，病菌即可乘机进入肛腺管而引起肛腺炎。感染可沿其分支蔓延形成肛门直肠周围炎，继而发生肛周脓肿。当然，出生后宝宝喂养不当导致的腹泻也是罪魁祸首。

由于婴幼儿肛门直肠周围解剖学上的一些特点，婴幼儿肛周脓肿极少形成提肛肌上脓肿，多数位置较低，因此，处理起来也较容易，一般不会导致肛门失禁等较严重的并发症，切开引流，有部分患儿可以不形成肛瘘。临床上，婴幼儿肛周脓肿一期根治的治愈率比成人肛周脓肿的要高得多。

对于婴幼儿肛周脓肿和肛瘘,家长需要明确如下几点。

① 婴幼儿患肛周脓肿和肛瘘的并不少见。一旦发现疑似情况,请到医院找专科医生治疗。

② 不要擅自用药,特别是婴幼儿皮肤娇嫩,肝脏解毒能力弱,千万不要使用一些毒性较强的药物。

③ 婴幼儿接受治疗后,遵医嘱护理,保持伤口清洁干净很重要。

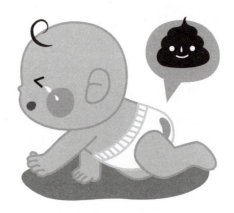

肛瘘是只"偷粪老鼠"

肛瘘是指肛管直肠与肛门周围皮肤之间出现的相通的异常管道，可因感染、损伤、异物等引起，一般由原发性内口、瘘管和继发性外口组成。内口位于直肠下部或肛管，外口在肛周，因内外口有管道相通，故常有分泌液和脓液渗出，严重的可见粪便流出。由于脓肿未清，外口生长速度快，常导致闭合又破溃，经久不愈。民间形象地称其为"偷粪老鼠"，瘘管就像是老鼠洞。随着时间的推移，感染灶扩大，就像老鼠在周围不停地打洞，使肛瘘越发复杂。

美国结直肠外科医生协会制定的《肛周脓肿和肛瘘治疗指南》认为，肛瘘是直肠肛周脓肿的慢性期，由于脓肿持续存在和（或）管道上皮化而形成肛瘘，以慢性流脓或周期性疼痛为特征。

检查可见肛周皮肤有一个或几个外口，呈红色，乳头状隆起皮肤，挤压时有脓液排出。

肛瘘的Park's分型：原发内口位于肛管高度，瘘管位于内外括约肌间之间，外口在肛缘的，称为肛管括约肌间型（约占70%）；原发内口位于肛管高度，瘘管穿过外括约肌、坐骨直肠间隙，外口在肛周皮肤的，称为经肛管括约肌型（约占23%）；原发内口位于肛管高度，瘘管在括约肌间向上延伸，越过耻骨直肠肌，再向下经坐骨肛管间隙，外口在肛周皮肤的，被称为肛管括约肌上型（约占5%）。这三种类型肛瘘常常由肛腺感染所引起。此外，括约肌上型肛瘘的坐骨直肠间隙部分可以向深部穿破肛提肌累及骨盆直肠间隙，继而形成穿破直肠形成继发内口。这种复杂类型称为肛管括约肌外型（约占2%）。但肛管括约肌外型肛瘘更常因非肛腺感染所引起，如因外伤、肠道恶性肿瘤、Crohn病引起。这种类型的括约肌外型肛瘘，原发内口位于直肠，瘘管经骨盆直肠间隙向下穿破肛提肌后再经过坐骨肛管间隙累及肛周皮肤，外口常常位于距肛门较远的位置，治疗较为困难。

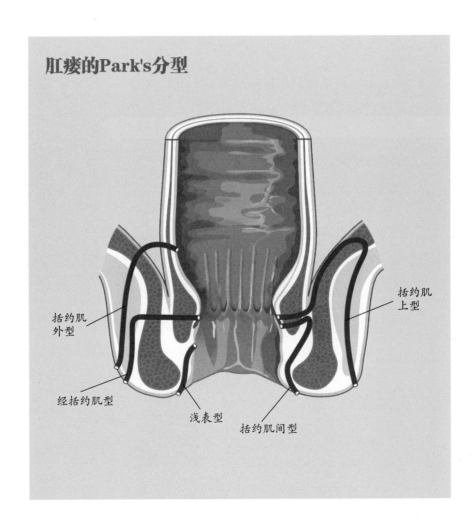

肛瘘的Park's分型

与性别相关的**特殊瘘病**

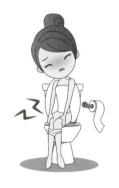

在特殊情况下,肛管直肠还可能与阴道或尿道之间形成病理性通道,则成了特殊的直肠阴道瘘或直肠尿道瘘。其中,直肠阴道瘘只发生于女性,直肠尿道瘘好发于男性。

直肠阴道瘘

正常情况下,直肠和阴道各有不同的出口,若直肠和阴道之间出现异常的病理性通道,则为直肠阴道瘘。直肠阴道瘘患者,气体、粪便或脓液常从阴道流出,或同时存在便血、黏液便、腹泻等症状,少数患者出现不明原因阴部疼痛、阴道出现恶臭,或反复发作阴道炎等。炎症和刺激可引起全身症状及性交障碍,常导致严重的心理负担。

引起直肠阴道瘘的原因有先天性和后天性两方面因素。先天性直肠阴道瘘多见于儿童,往往合并肛门直肠畸形,需重建肛门手术。

而后天性的直肠阴道瘘多继发于其他疾病或外伤、手术创伤等。可能导致直肠阴道瘘的疾病有如下几种。

(1) 产伤。产伤的危险因素包括产程延长伴直肠阴道隔受压缺血坏死穿孔、难产、Ⅲ~Ⅳ度会阴裂伤、会阴侧切术等。

产伤是直肠阴道瘘最常见的病因,占 85%~92%,常合并肛门括约肌损伤,肛门失禁的发生率较高。据统计,发达国家阴道分娩导致的直肠阴道瘘发生率为 0.06%~0.1%,发展中国家的这一数值更高。

(2) 炎症性肠病(包括克罗恩病和溃疡性结肠炎)。这是直肠阴道瘘的第二大因素，其中克罗恩病导致的直肠阴道瘘更为常见，溃疡性结肠炎导致的直肠阴道瘘常继发于回肠储袋成型术后的吻合口瘘。

(3) 感染。如肛腺感染、巴氏腺囊肿、直肠癌切除术吻合口感染、憩室炎等，使直肠阴道间隔形成脓肿，可压迫并穿透阴道后壁形成瘘管。此外，盆腔结核、性病性淋巴肉芽肿、血吸虫病等较少见感染也可继发形成直肠阴道瘘。

(4) 恶性肿瘤。如肛管癌、直肠癌、宫颈癌等发生浸润侵犯，或治疗肿瘤时的放射性损伤，都会使直肠阴道瘘的发生率大为提高。

主要危险征象包括直肠内流鲜红血液，经久不愈的直肠溃疡和直肠炎。怀疑恶性肿瘤导致的直肠阴道瘘需进行瘘道组织活检。

(5) 肛门直肠手术。涉及阴道壁或直肠前壁的手术均可能导致直肠阴道瘘，如肛周脓肿切开引流术、经会阴直肠前突修补术、吻合器痔上黏膜环切术、吻合器直肠肿瘤低位切除术等。

(6) 其他原因。其他原因，如继发于阴道扩张、粪便嵌顿、人类免疫缺陷病毒（HIV）感染患者继发病毒和细菌感染、性病等。

直肠尿道瘘

直肠尿道瘘是指直肠和尿道之间出现病理性窦道，使直肠和尿道连通。患者的肠道气体或大便从尿道排出，瘘口较大时，尿液会完全从直肠肛门排出。由于尿道前列腺部位紧靠直肠前壁，因此，肛门直肠及前列腺肿瘤行盆腔或会阴部放疗是直肠尿道瘘的最常见原因，主要见于前列腺切除术后的并发症、膀胱癌或前列腺癌放疗的后遗症。也有文献报道，克罗恩病同样会导致直肠尿道瘘的发生。另外，先天性畸形、外伤也是直肠尿道瘘易见的原因之一。

肛周瘙痒症：难言的困扰

试想一下，在大庭广众之下，肛周瘙痒难耐，不能挠，也无法当其不存在，可谓尴尬不已。若偶然发生一两次，或许并不算太大的困扰，若是肛周长期瘙痒，它会成为一个让人难以言传，又不得不面对的问题：肛周瘙痒症。

肛周瘙痒症的病因

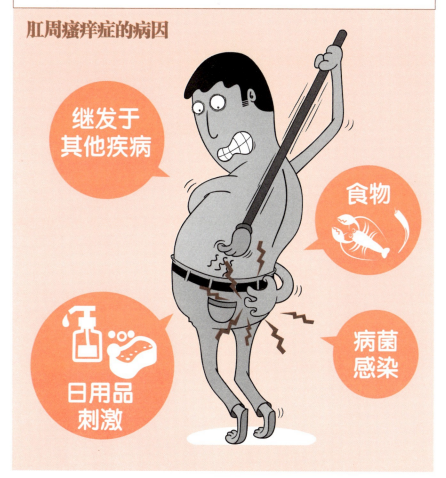

- 继发于其他疾病
- 食物
- 日用品刺激
- 病菌感染

基础篇　慧眼识病

初识肛肠良性疾病

肛周瘙痒症局限于肛门周围皮肤及会阴部,除了瘙痒顽固、阵发,并无皮肤损害。好发于中青年,男性患者比女性多。长期瘙痒,患者常搔抓,以致引起血痂、皮肤增厚、苔藓样变等皮肤损害。皮肤损害又会加重瘙痒情况,从而形成恶性循环。

肛门瘙痒的原因有:病毒、细菌、真菌和寄生虫作祟;辛辣刺激的食物,肥皂、香水、漂白剂等日用品的刺激;容易引起过敏反应的异种蛋白(如虾蟹类海鲜、药物花粉等)引发过敏反应;年龄的因素[如老年性皮肤病、内分泌疾病(如糖尿病)、甲状腺机能减退、女性更年期等]所致。

当然最多见的因素还是肛门及其周围的问题:痔病、肛瘘、肛裂、肛窦炎、肛乳头炎、大便失禁等。它们刺激肛腺,导致其分泌增加,肛门潮湿刺激皮肤发生瘙痒,肛门关闭不严,直肠分泌物外溢刺激和腐蚀肛门周围皮肤,炎性物质直接刺激皮肤。肛门周围的器官如阴道、子宫、男性的前列腺等与肛周瘙痒也有关系:女性阴道炎就是常见的引起肛门瘙痒的原因。一些少见的因素还包括肥胖、臀沟过深、多毛症、焦虑等。

有相当一部分患者有瘙痒症,但医生检查时很难找到与之相应的体征。

瘙痒由轻到重,部位从局限到扩大,频率渐密,刺激更重,夜间尤甚,如虫行蚁走、蚊叮火炙,越痒越挠,越挠越痒,常令患者食不知味、夜不能安。处理不及时,病情迁延,患者神经衰弱、精神萎靡,痛苦万分。

因此,正确和及时有效的处理,对防止病情进展和改善患者的生活质量有重要意义。

大便失禁：
"不知道"还是"难作为"

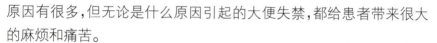

控制排便,是我们自孩提时就要习得的本领。若无法随意控制大便和排气,则称为大便失禁。大便失禁的原因有很多,但无论是什么原因引起的大便失禁,都给患者带来很大的麻烦和痛苦。

正常的排便过程涉及结肠、直肠、肛门间的功能协调。任何一种或一种以上的机制发生障碍而其他机制无法替代或补偿功能的时候,都会引起大便失禁,粪便、气体根本存不住,就像坏了闸的水龙头,一有水就往外漏。

引起大便失禁的原因太多了,具体来说,包括肛门直肠畸形、脊柱裂、单纯骶骨发育不良、先天性巨结肠等先天性因素,脑血管意外、帕金森病、多发性硬化、脊髓损伤等中枢神经系统疾病,糖尿病、老龄、肠功能紊乱、炎症性肠病、妇科手术、直肠切除、盆底放射性治疗、直肠排空障碍、直肠脱垂、肛管手术等。

但对于女性,最危险的大便失禁因素是产伤,如高龄、多胎、器械助产、Ⅲ度会阴撕裂涉及肛门括约肌的撕裂伤。

对于男性来说,最危险的大便失禁因素是肛管手术伤及内外括约肌。

大便失禁的特点大致有两种,一种是被动性失禁,还有一种是张力性失禁。被动性或感觉性失禁患者对排便"不知道":对大便和气体泄漏毫无意识;而张力性失禁患者对排便则是"难作为":感觉到排便排气,却无法控制粪便和气体的泄漏。评估大便失禁特点,可以指导接下来的治疗工作。

对于患者,大便失禁是一种难以启齿的隐疾,要坦然承认自己的身体缺陷是很困难的事情,故常将其当作腹泻或大便急迫,就诊时有所隐瞒的病情描述可能误导医生诊断。

治疗前必需量化评价

量化大便失禁对于治疗是有意义的。目前,评价大便失禁最有效也最常用的是克利夫兰失禁评分系统(CCF-FIS)。

克利夫兰大便失禁评分

失禁类型	发作频率				
	从不	很少 (每月≤1次)	有时 (每月≥1次,每周<1次)	经常 (每周≥1次,每天<1次)	总是 (每天≥1次)
固体	0	1	2	3	4
液体	0	1	2	3	4
气体	0	1	2	3	4
需要用垫	0	1	2	3	4
影响生活	0	1	2	3	4

得分为0~20,得分越高,表示失禁程度越严重。总分为0,表示没有失禁;总分为20,表示完全性失禁。

"吉普车病"，胖人易烦恼

"吉普车病"，学名藏毛窦囊肿伴感染，最早由欧美国家医生发现并命名。传闻第二次世界大战的时候，军营中的英美军人好发该病，由于这些患者都有长时期乘坐吉普车的经历，因此，它又有"吉普车病"之别称。

藏毛窦示意

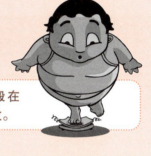

临床上，该病是以男性多见，一般在17～30岁发病，尤以肥胖和毛发浓密者易发。

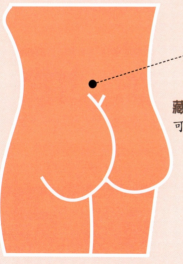

藏毛窦的位置：
一般出现在臀沟附近。

藏毛窦的特点：
可以在窦管中发现毛发，方向朝上。

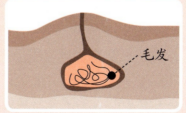

毛发

"毛"病因何而来

这个难言的"毛"病因而何来？目前，医学上对该病的发病机制分为先天学说和后天学说。前者认为藏毛窦是先天性的皮肤凹陷，窦道里面的毛发是因为内陷的皮肤存在毛囊。

后者则认为，由于肥胖及臀部多毛，患者在行走时因臀部反复的扭动和摩擦，使臀沟里的毛发刺入附近的皮肤，形成短管道，此时毛发仍与根部相连，当毛发由原来毛囊脱落后，被皮化的短管道产生的引力吸入，聚集而成为异物。加上肥胖者较深的臀沟和浓密的体毛所形成的多汗、潮湿环境，利于各类细菌生长，因此一旦感染，即可形成脓肿。

与肛瘘相似但不同

藏毛窦患者自觉有骶尾部肿痛、破溃等不适外，骶尾部因反复脓肿、破溃形成窦道（并可伴肉芽组织、纤维组织增生），症状与肛周脓肿或肛瘘有点相似，但是完全不同的两种疾病。最大的不同有两点：首先，藏毛窦病灶离肛门较远，因破溃形成的窦道走行于皮肤下，而这个窦道的方向多是向头颅侧，很少向下朝向肛管，与肛管并没有直接关系，这一点与肛周脓肿及肛瘘（可触及典型的、通向肛门的条索状管道）刚好相反；其次，藏毛窦，顾名思义，是因为窦道中常可能含有一簇毛发，而常见的肛周脓肿并没有这一现象。

对于藏毛窦的治疗，肛肠科医生的共识是手术。不过尚没有标准术式，一般有两种方法：一是切除病灶后敞开创面，该方法创伤小，手术难度低，但术口愈合时间长；二是切除病灶后缝合创面，愈合时间相对较短，但手术创面较大，缝合时难以把握骶尾部皮肤的张力，容易发生伤口裂开、局部感染等并发症。还可以采用局部病灶切除，并敞开创面的手术方式，配合皮瓣移植的方法，这样不仅能达到微创和简化手术步骤的目的，也缩短了伤口愈合的时间。

PART 2 ▶ 图解肛门直肠检查

常用**体位**

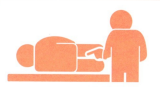

左侧卧位。患者左侧卧,左下肢略屈,右下肢屈曲贴近腹部。用于肛门视诊。

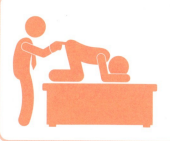

膝胸位。患者双膝跪于检查床上,头颈部及胸部垫枕,双前臂屈曲于胸前,臀部抬高。这个体位肛门部显露清楚,肛窥、硬式乙状结肠镜插入方便,是检查直肠肛管最常用的体位。

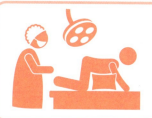

俯卧(折刀)位。患者俯卧于手术床上,小腹部放置一个枕头,躯干与大腿呈 90 度角。这个体位适用于肛门部疾病手术。

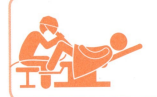

截石位。患者仰卧于专用检查床上，双下肢抬高并外展，屈髋屈膝。用于肛门视诊，也是直肠肛管手术的常用体位。

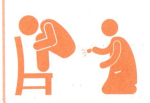

蹲位。患者取蹲下排大便姿势。这个姿势直肠肛管承受压力最大，可使直肠下降1～2厘米，可见到内痔或脱肛最严重的情况，用于检查内痔、脱肛等。

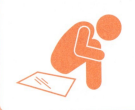

蹲位照镜法。在蹲位检查的基础上，在肛门垂直方向放置一面镜子，通过镜面反射观察病变情况。患者自己也可以通过这个方法观看病变。

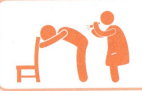

弯腰前俯位。患者双下肢略分开站立，身体前倾，双手扶于支撑物上。这是肛门视诊最常用体位。

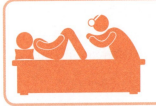

屈膝仰卧位。患者仰卧检查床上，屈膝弯腿，双手紧托膝部。这个方法能增加腹压，使乙状结肠和直肠降低，方便检查。

肛门视诊

动作要领：双手拇指或示指、中指、无名指分开臀沟，观察肛门处情况，以便分析判断病变性质。

肛门视诊的时钟定位法

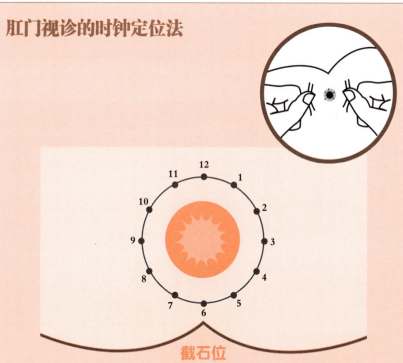

截石位

记录肛门周围病变的部位，常用始时钟定位法，并标明体位。

如检查时取膝胸位，以肛门后方中点为12点，前方中点为6点；截石位则记录方向相反。

肛肠触诊

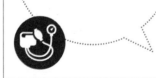

肛肠的触诊检查通常称为肛诊或直肠指诊,应在视诊之后进行。此方法简便易行,具有重要的诊断价值,不仅能诊断肛门、直肠的疾病,对盆腔的其他疾病,也是一项不可缺少的诊断方法。

肛肠触诊的体位和手法

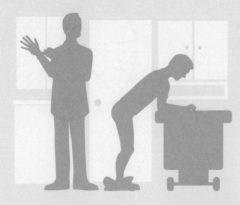

◀ 弯腰前俯位

触诊手法 ▶

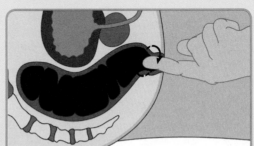

医生戴好指套,先触摸肛周,检查是否有异常,然后伸入直肠,环状检查直肠肛管是否有异常。

肛瘘的Goodsall规律

肛瘘患者，在肛周皮肤可见一个或几个乳头状外口，外口的数量越多，距离肛缘越远，肛瘘越复杂。Goodsall规律可以初步帮助确定内口的大概位置。

患者取截石位，在肛门中间画一条横线，若外口在线下方（后方），瘘管常是弯型，且内口常在肛管后正中处；若外口在线上方（前方），瘘管常是直型，内口常在相对应的肛窦上。

外口在肛缘附近，一般为肛管括约肌间瘘；距离肛缘较远，则为经肛管括约肌瘘。若瘘管位置较浅，自外口向肛门方向可触及条索样瘘管。

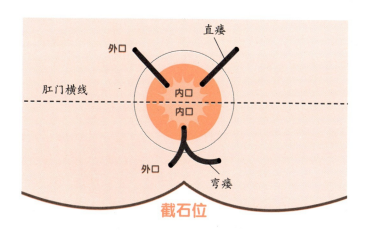

肛瘘的内口与外口的关系

经典答疑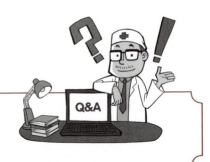

◆肛瘘会引起癌变吗？

问：我肛门旁反复肿痛流脓1年多，用手可摸到条索状物，医生检查后说是肛瘘，要我做手术，否则将来有可能癌变。请问如果不做手术，用药物治疗能否不癌变？

答：肛门直肠瘘简称肛瘘，是肛管直肠与会阴部皮肤之间形成的经久不愈的肉芽性管道。肛瘘多发生在肛窦感染形成的肛周直肠脓肿自行破溃，或手术切开引流术后。患者常有局部流脓、疼痛、瘙痒等症状，医生通过检查肛瘘外口、管道及内口即可确诊。临床上肛瘘很少癌变，但肛管腺体区由于长期的慢性炎症和药物刺激，可引发恶性病变。病程愈长，恶变的倾向愈明显。

肛瘘治疗有药物、手术疗法。药物疗法主要为服用中西药、局部坐浴及药物外用。这些方法一般可减轻症状，控制炎症，但不能彻底治愈。治愈肛瘘最可靠、有效的方法是手术，越早做效果越好，建议你不要错过最佳治疗时间，以免发展为复杂性肛瘘或癌。同时，应排除由结核、溃疡性结肠炎等特异性炎症引起的肛瘘。

◆为什么痔病有的痛,有的不痛?

问:我患痔病好几年了,经常疼痛不已,我一位老朋友也患有痔疮,却不感到痛。这是什么原因呢?

答:患了痔疮是否会感到疼痛,除了与病情的轻重有一些关系外,主要取决于痔核的发生部位。根据痔的发生部位,痔可分为内痔、外痔和混合痔三类。在肛管皮肤和直肠黏膜交界处,有一条像锯齿状的齿状线,凡是生长在齿状线以上的痔核称为内痔,长在齿状线以下的称为外痔,内痔与外痔连在一起的称为混合痔。一般来说,内痔患者不会感到疼痛,外痔患者可因痔核的一些特殊情况而疼痛明显。

这是由于齿状线上下组织的神经分布不同造成。齿状线以上分布的神经属于自主神经,缺乏疼痛感觉,是无痛区;而齿状线以下组织分布的神经属于脊神经,有敏锐的疼痛感觉,是有痛区。虽然你没有谈及你和老友的具体病情,但根据疼痛情况来判断,你患的可能是外痔或混合痔,还可能合并有肛裂等其他问题,而你的朋友患的是内痔。另外,你朋友的病情也可能比你的轻些。

◆肛乳头肥大，怀孕前要处理吗？

问：我今年28岁，准备要小孩了，但觉得排便时有肿物脱出于肛门外，去医院检查发现是比较明显的肛乳头肥大，最大的约6毫米，临床其他症状倒不是特别重。请问怀孕之前需要处理吗？

答：肛乳头位于齿状线上，在两个肛窦之间，肛柱的下缘，成人的肛乳头约有6个，其基底红润，尖端可见灰白色的小点，是人们通常说的纤维结缔组织。它有可能是胎儿发育时的外胚层的遗迹，或是肛膜消失的痕迹。正常情况下，单纯的小白点是不会有明显的临床症状和表现的。但是当肛管有损伤、肛窦慢性感染时，肛乳头可增大形成临床上所谓的肛乳头肥大或肛乳头瘤。临床上最多见的是和肛裂一并出现。当肛乳头增生、肥大，外脱于肛门外时，很容易被误诊为痔或息肉一类的病。正常的肛乳头不必特别治疗，但当它增生、肥大后，没有一种药物再可以使它回缩到正常大小，包括让它不脱出于肛门外，此时最好的办法是手术切除，当然也包括处理一些合并症，如肛乳头肥大多数合并有肛裂。

事实上，女性与男性在肛门病的发病率上没有太显著的差异，但稍有不同的是女性发病特别是痔病，多数与妊娠及分娩有关。在孕期肛门病的发生规律上，30岁以下的孕妇发病率最高，这可能与激素、分娩次数等因素有关。因此，为了顺利度过孕期这个关键而特殊的时期，持防患于未然的细致准备的态度是很值得赞赏的。

至于肛乳头肥大是否需要处理，如果没有其他症状，暂时可以不处理；如果本人强烈希望处理，也可以住院进行手术治疗。

小结

身体有恙,需要去医院治疗时,患者都不会有轻松的心情。特别是对肛肠患者而言,就医存在更大的心理压力,好不容易下定决心去医院,在进入诊室面对医生前还需要鼓起巨大的勇气,对亲友的关心问候也尴尬万分,语焉不详,顾左右而言他。原因不外乎病得"不是地方"。同为人体器官,若肛门有知,必定要大声呼吁,捍卫自己的权利。

● **有不受忽视的权利**

肛门由于被裤子"呵护",成为不能被轻易言说的隐秘部位。

相比较经常显露在外的手脚、脑袋,鲜有露面的肛门从事排便的污秽工作,地位似乎越来越低,低到成为"脏话",低到在大庭广众之下谈论起来都要脸红的地步,简直低到尘埃里。

哪怕肛门被"舆论"误解,"主人"也不能忽视自己的肛门。关注肛门,其实很简单:上完厕所的时候,冲水前看看排泄物是否有异常;洗澡的时候,摸一摸肛门,判断肛门是否有突出、硬块、肿痛、"痘痘";对着镜子好好看看屁股,皮肤是否平整,颜色是否正常。出现问题,及时发现,及时处理,也是肛门应该有的待遇。

● **有平等对待的权利**

从小就被教育"不能存有偏见",但知易行难,健康体检,检查身高、体重、血压、血糖都不是问题,但对肛门指检能避则避;手指受伤了,可以去看医生,而排便不好即使难受也要忍着;得了急性阑尾炎,就诊、做手术泰然处之,患了肛瘘,却遮遮掩掩,不好意思说出口。同是人体器官,肛门不应受到偏见,地位不应如此低下。肛门平权,需要你我共同努力。

● **有治疗护理的权利**

身体别的器官生病都会受到很好的待遇,而肛门的待遇却不一样,肛门直肠生病,大多数患者,除非万不得已,否则都不愿意去看病。而很多肛门直肠疾病,也是在"万不得已"的过程中,已经发展得很严重了,结局如何,可想而知!

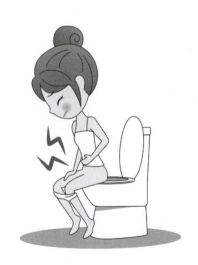

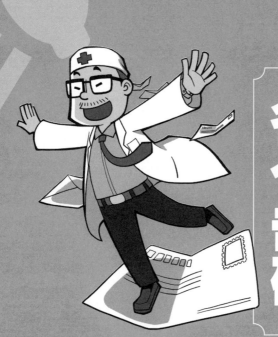

各个击破

治疗篇

PART 1 ▶ 详解诊断手段

肛肠科的三大基本检查

肛肠科的检查并不麻烦，常规检查大体可以分为三步：视诊、指诊、肛门镜检查。

视诊，观察肛门口周围是否有病变

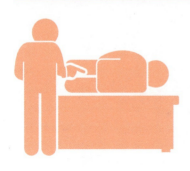

多数情况下，当您向医生陈述病情后，第一项检查就是视诊。

"视诊"就是看，从外观上看有没有长东西，有没有颜色的改变，有没有隆起、裂口、流脓等情况。痔病、肛周脓肿、肛裂、大便失禁等疾病，由于会在外观上引起改变，都可以通过视诊来初步判断。比如：患外痔时，视诊可见肛缘皮赘松弛，有突起，发生炎症或血栓形成时症状明显，做排便动作时可观察是否有痔核突出等。

患肛瘘时，医生通过视诊观察外口的数目、部位等，根据Goodsall定律，初步判断内口位置及病情。如果肛瘘外口有便污或多个外口，可能是炎症性肠病等。

诊断大便失禁时，视诊也是非常重要的手段，如辨别会阴部瘢痕是陈旧性外伤还是手术导致,了解失禁原因;检查肛门是紧闭的还是松弛的,是否有畸形;观察患者做收缩肛门的动作时,肛门关闭是否对称和关闭程度等;患者做屏气排便动作时,区分属于直肠脱垂还是黏膜脱垂,观察是否存在会阴下降。对于女性患者,还要检查阴道,若阴道有粪便,提示可能是直肠阴道瘘。

指诊,80%的直肠癌靠它发现

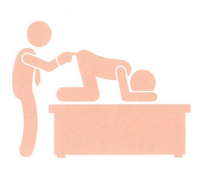

第二步是指诊,全称叫作"肛门指检",是肛门直肠疾病检查中最简便、最有效的方法之一。

指诊是医生用戴着橡皮手套的手指在患者肛门内进行触摸,因为具有较强的直观性和可靠性,可以及时发现肛门直肠的诸多早期病变。

指诊能对肛门皮肤做痛觉、触觉、温度觉的测试。直肠双合诊,还可以辅助检查肛瘘道管的行径、瘘管与括约肌的关系、括约肌的紧张程度等,甚至了解毗邻脏器的情况。

大便失禁时用肛门指检,可以明确肛管功能长度和周围括约肌是否有缺损,观察括约肌张力、评估会阴功能,等等。

指诊还可以了解直肠腔中是否有问题,有没有乳头瘤、息肉、硬性包块、感染灶等。据统计,国内约有80%的直肠癌是在指诊时发现的。

肛门镜,对肛门直肠的"视诊"

肛门镜检查是对指诊的有效补充手段。

肛门镜是一个呈喇叭口状的设备,从肛门进入肠道,观察肠道内是否有糜烂、出血点、黏膜颜色是否正常,是否松弛,是否有溃疡发生……如用肛门镜检查痔病,可以看清痔核的大小、个数、颜色等,对痔病做出准确判断；检查肛瘘患者，可观察到内口多在充血红肿的肛隐窝位置，向内挤压外口，若可见脓液自内口向肠腔溢出，可以确定内口位置；检查大便失禁者，可评估直肠腔内、肠黏膜及远端结肠的病变。

肛门镜检查简便易行，不需要复杂的设备，不会损伤器官，有经验的医生检查时，被检查者也不会有痛苦。

肛门镜检查，还可以排除痔疮病、直肠炎、直肠溃疡等疾病。由于结肠炎等结肠部分的疾患，也是从直肠开始向上发展的，因此，借由肛门镜检查不仅能观察直肠情况，还能初步判定结肠状况。

一旦发现肛门附近长了东西，有下腹部及肛门下坠、便血、流脓等情况，不要耽误，请尽快去医院检查治疗。患病早期，病情相对单纯，治疗也就相对简单。如果把病情拖到严重了再去治疗，那遭受的痛苦也会更多。

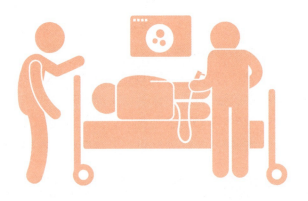

"肛检"难为情，筛查作用大

肛门指检，也叫直肠指检，就是医生用一个戴有医用橡皮手套的手指头伸进患者的肛门，环状探查肛管和直肠，以检查疾病的一种简便易行却非常重要的临床检查方法。准确的肛门指检，大致可以确定距肛缘7~10厘米的肛门、直肠以及前列腺有无病变和病变的性质。

这本来是一种简单易行、无创伤的检查，而且费用低廉——可能是因为这项检查太难为情了，大家总想绕道而行。

其实，做这项检查时，由于医生戴了手套，涂了润滑油，不舒服的感觉可以忽略不计。被检查者实在紧张的话，还可以深呼吸以减轻不适感。这种检查的意义非常重要，因此，如果病情需要，患者应主动配合医生检查。

肛门指检的"专职 + 兼职"

肛门指检专职肛肠科疾病，也兼职泌尿外科、妇科、骨科等疾病。

若指检后发现指套表面带有黏液、脓液或血液，就要怀疑直肠肛门里有炎症或伴肿瘤组织破溃。大约80%的早期的直肠癌及直肠息肉，可通过该检查而被发现。此外，像痔病、肛瘘、肛门及直肠周围脓肿、肛乳头肥大、肛乳头瘤等疾病，也可以通过"摸"一下直肠肛门而被发现。

男性直肠的前面有膀胱、前列腺和精囊腺，医生通过"摸直肠"可了解前列腺的大小、质地、结构以及患者是否有压痛感等，从而得知患者是否患有前列腺肥大、前列腺炎、前列腺癌。肛门指检可早期诊断出前列腺癌,有报道,其准确率可达 50%~70%。

肛门指检还可用来检查女性的盆腔脓肿、盆腔炎等疾病。妇科医生在给未婚女性做妇检时,为了保护患者的处女膜,通常采用直肠指检,查清子宫及盆腔的一些情况。

大家想不到,骨盆骨折也要"摸"肠子吧?其实,骨盆骨折是常见的外伤。虽然骨盆骨折合并直肠损伤并不多见,但如果患者的骶尾部有明显压痛时,那医生就得"摸"肠子。因为这种痛,多是由骶骨骨折端直接刺伤直肠引起的,少数可因骶骨、坐骨骨折移位而使直肠撕裂。这时,医生可以"摸"到骨折的断端,而且指套上也可能沾有血迹。

此外,转移癌、腹腔内恶性肿瘤,如胃癌等癌细胞,可以"掉"到腹腔的最低处(子宫直肠窝或膀胱直肠窝内),"落地生根"而形成转移癌;此时,指检也能发现该处有质地坚硬的东西。有些患者出现不明原因的高热、抽搐、昏迷等,若医生通过指检发现患者直肠内有脓血便或果冻样黏液,就会考虑中毒性痢疾。再做个细菌培养,如发现致病菌,便可确诊。

另外,很多功能性疾病,也只能通过指检来判断,如括约肌的张力、患者的感觉功能、肛门直肠痛的触痛点的确定等。

肛门指检简单,却无法替代

可别小看这简单的"摸一下"。虽然医院已经有了各种内窥镜、B超、磁共振等先进诊断仪器,但这些都不能完全代替肛门指检的作用。由于对此项检查重视不够,造成漏诊、误诊的病例在临床上并不少见。据国内统计,有 80% 延误诊治的直肠癌,是因为没有做直肠指检,有的甚至丧失了手术时机——这是值得医患双方重视和警惕的。

因此,进行健康体检时,肛门指检作为常规检查,不该绕过。

MRI，肛瘘检查的金标准

治疗肛瘘前，除了要确定内口，还要明确瘘管的数量、走向，与括约肌之间的关系，是否有支管和残腔等。

有的肛瘘很简单，即常说的单纯性肛瘘，一个内口、一条瘘管、一个外口，与周围的组织关系清楚明了，没有残腔，病理背景也很好，没有愈合不良的其他原发病，治疗起来，医生会有很大的信心。但也有表面上看起来很简单的肛瘘，事实上并非如此。

术前就摸清肛瘘的情况，单凭视诊、触诊和直肠镜检查有时是不够的，合理地应用其他检查手段，可以让临床医生越来越接近于肛瘘复杂外貌下的真相：瘘管的大小、长短，内口的位置，有无残腔，与肛门括约肌的关系，周围组织的情况，术前肛门功能的情况等。

瘘管注液检查，让肛瘘现形

瘘管注液，就是将有颜色的液体（常用亚甲蓝液）从外口注入瘘管，使瘘管染色，将其与正常组织区分开来。瘘管染色之后，容易辨认，能帮助医生确定瘘管的数量和走向，尤其适用于复杂肛瘘和复发性肛瘘的诊断，可防止遗漏支管和窦腔，提高治愈率。也可以用生理盐水、过氧化氢液等作为注液寻找内口。

影像学检查，MRI 是金标准

用于肛瘘诊断的影像学检查主要有直肠腔内超声检查和磁共振

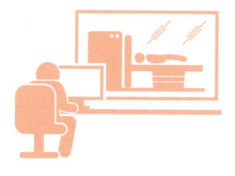

检查（MRI）。

直肠腔内超声和MRI都可以显示原发瘘管和肛门括约肌的关系，准确定位内口。与直肠腔内超声相比，MRI能从多个角度获得理想影像图片，离直肠腔较远的脓腔和瘘管也能充分显示；能鉴别瘘管和瘢痕；能确认继发性瘘管和复杂肛瘘。因此，MRI被誉为术前评估克罗恩肛瘘、复杂性肛瘘和复发性肛瘘的金标准。

无论使用直肠腔内超声还是MRI，结合麻醉下查体的联合诊断，正确率都会明显提高。具体而言，直肠腔内超声虽然效果略逊色于MRI，但胜在价格相对便宜，患者可根据医生建议和自身经济条件选择。

探针检查，常用于手术中

探针从肛瘘外口进入探查，可以查明瘘管的走向和内口。由于探查易引起疼痛，因此在诊断中很少使用，大多用在手术过程中。

肛瘘的复杂性在于它的不确定性，虽然它有一定的规律，这种规律具有普遍性，但对具体病例常常不是特别典型，因此，实际应用中并不拘泥和局限。术中医生的经验在肛瘘，特别是复杂肛瘘的诊断处理中具有十分重要的意义。

大便失禁的特殊诊断技术

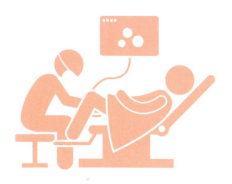

诊断大便失禁,除了以上提及的视诊、肛门指检、结肠镜检查外,其他特殊的检查手段也是必不可少的。下面介绍几种常见的诊断技术。

经直肠腔内超声

患者取侧卧位、胸膝位或截石位。医生将消毒后的超声探头伸入直肠腔内,对成像进行分析。

经直肠腔内超声能较好地显示肛管的解剖,提供肛管横向解剖图,是评价肛门直肠生理功能和大便失禁的基础。

经直肠腔内超声的优势之处在于无创伤,患者检查无痛苦,耐受性好。

经直肠腔内超声诊断大便失禁,最重要的参数是确定肌肉组织是否完整,是否存在缺陷。正常情况下,会阴体厚度应不小于10毫米。

肛门直肠压力测定示意

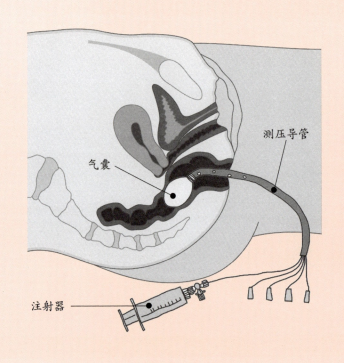

肛门直肠压力测定

  检查前 2 小时，患者排空大便，取左侧卧位。医生用液体石蜡润滑测压仪的导管，轻轻插入肛管内。

  肛门直肠压力测定仪器分为三部分：放置于肛门内的测压导管（探头）、压力传感器和结果记录装置。压力感受器的器件有三类，分别是充气式导管、充液式导管和微传感器导管。

充液式导管又分闭合式和开放式两种。它们各有所长,可以互相补充。具体区别见下表。

导管种类	构造	作用	优势	不足
闭合式	顶端为直肠囊	注入空气,测定直肠充盈感觉、直肠腔内压力和直肠顺应性、直肠肛管抑制反射	使用方便,重复性好,肛管运动的细节显示清楚	密封不好,将影响测量结果;精确度不足,只能测量肛管一段的压力,不能测量某一点的压力
闭合式	近端为1~2个球囊	注入水,测定肛管压力,或分别测定内外括约肌压力		
开放式	顶端为直肠球囊	注入空气,测定直肠充盈感觉、直肠腔内压力和直肠顺应性、直肠肛管抑制反射	精确性和灵敏度好,可同时测量直肠肛管不同平面或同一平面不同位置的压力	球囊大小、导管直径、水流灌注速度都会影响测量数值
开放式	近侧导管壁有序排列2~8个开孔	恒定流速注入的水从侧壁开孔流出,通过测定肛管壁对水流的阻力,间接测定局部肛管的压力		

肛门直肠压力测定的检查指标有很多个。肛管括约肌损伤是大便失禁的常见原因,如果是内括约肌损伤,检查结果常显示肛管静息

压降低、括约肌功能长度缩短、直肠肛管抑制反射减弱；如果是外括约肌及耻骨直肠肌损伤，则检查结果显示以肛管最大收缩压明显降低为主。

排粪造影

排粪造影，即模拟排便实验，患者直肠乙状结肠中灌入模拟的粪便(如钡糊)，然后坐在特制的马桶上进行X射线检查。分别观察和拍摄静息、提肛、排便等状态下的照片，并进行分析。除此之外，目前最常用的影像学手段还有磁共振成像(MRI)排粪造影。MRI排粪造影与X射线排粪造影相似，都是通过测量排便和提肛动作时肛门直肠角和肛直肠结合位置来测量肛门直肠运动，检查过程中MRI没有射线照射，但价格比较昂贵。

如果条件允许，动态录像比摄片具有更大的参考价值。

排粪造影是诊断排便障碍性疾病的常规检查。其优势在于方法简便、快速、可重复操作，检查痛苦小，患者依从性高。排粪造影不仅能明确诊断大便失禁，而且可以了解病情严重程度、范围及治疗效果，其重要的诊断价值尚无其他方法可以替代。

肌电图

用于大便失禁检查的肌电图全称"盆底肌及肛门括约肌肌电图"，包括表面肌电图和中央细针电极肌电图。

正常情况下，盆底脏器功能依赖于完整的神经系统相互作用。当神经系统发生疾病或损伤时，可能导致盆腔脏器功能改变，如大便失禁等。应用盆底肌及肛门括约肌肌电图可以检查患者是否存在神经损伤，评估盆底肌和肛门括约肌的神经支配是否完整。

患者取左侧卧位，医生安置好电极，通过电极从肌肉表面采集神经肌肉生物电信号,并将其记录下来,解读结果。

对患者来说,肌电图结果应与其他检查结果结合分析考虑,如以上提到的经肛门直肠腔超声检查、肛门直肠压力测定、排粪造影等。

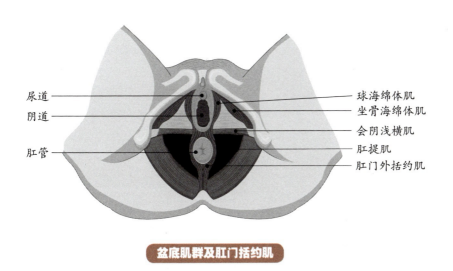

盆底肌群及肛门括约肌

PART 2 ▶ 痔病

患痔病，当心挨冤枉刀

俗话说"十人九痔"，说明痔的发病率非常高。在一个人的一生中，可能都会经历类似痔病的表现，特别是出血的表现。在早期，中医甚至把所有的肛门疾病统统都叫着"痔疮"。其实就算不这样统计，痔的发病率就已经够高的了。

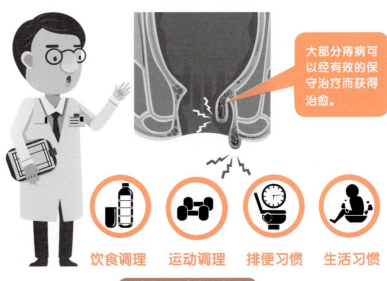

大部分痔病可以经有效的保守治疗而获得治愈。

饮食调理　运动调理　排便习惯　生活习惯

痔病的保守治疗方法

能保守治疗就别动刀

什么样的治疗策略才是合理的,对患者来说是最有利的呢?从目前的情况来看,痔的治疗应该存在比较严重的"过度治疗"倾向,特别是过度的手术治疗。没有表现出症状的痔疮无须治疗,有症状的痔病先保守治疗,重在减轻或消除症状。而不是一有此疾,便需手术。在欧洲或美国,痔绝大部分是以保守治疗为主,手术治疗的比例应该在10%以下。

痔病是一个有明显发作期和缓解期的疾病,大部分可以通过饮食调理、注意生活习惯、注意排便习惯等方式预防发作的。发作的痔病,无论是以出血,还是以急性嵌顿为主要症状,都可以经有效的保守治疗而获得治愈。

说到"治愈",对很多疾病来讲,治愈尚无准确定义。痔病患者经常问这样的问题:做了这个手术是不是就能根治了?吃了这个药是不是就不会再犯了?这就好比我们去修车,问师傅:您能不能保证我的车从此不再坏?对此,理智的医生都是不能打包票的。

症状严重,手术不可少

临床上确实有一部分患者症状严重,需要手术治疗,痔病的手术指征包括:反复便时肿物外脱于肛门外,不能自行回纳,需要用手辅助还纳;反复便时出血,点滴而下或出血如箭,喷射而出;肿物(痔核)外脱,不能还纳,水肿疼痛;肛门皮赘、外痔明显,影响肛门清洁,肛门瘙痒;个别影响肛门外观、肛门自制者等。

痔核脱出不能还纳于肛门内正常位置,引起痔嵌顿,甚至发炎,这是痔病常见的急症。患者不仅感觉到肛门口肿物,更主要的症状是剧烈的疼痛。以往建议保守治疗。但是保守治疗痔核回缩差不多也要一个星期以上,从为患者减少痛苦的角度来讲,急性期手术也是有利的。因为痔嵌顿基本上是无菌性炎症,尤其是在嵌顿的早期,很少合并有细菌感染,因此,此时的手术无感染扩散之虞。况且此时痔外脱明显,界限清楚,手术时出血反而较平时少许多,手术的效果也会不错。近年来,主张痔嵌顿时以急诊手术为好的观点得到了国内大多数专家的认同和肯定。

"大便失禁",是个误会

不少人担心,痔病手术可能导致大便失禁。也有些患者自觉术后"大便失禁",其实,这根本就不是大便失禁。术后,伤口的局部炎症没有完全消失时,炎症分泌物频繁刺激直肠,产生便意感,并不时往外排出少许炎性分泌物,有时也会带出点粪便。现在的主流术式如外切内扎术、套扎手术后都或多或少出现这种问题。这种肛门刺激症状一般术后麻醉清醒后便可出现,持续的时间大多为一两个星期,若伴有感染,时间会长一些。有人便把这称为大便失禁,实际上不是。

真正的大便失禁,是大便根本不受意识控制,用老百姓的话来说,是动不动就拉了一裤子。对于很多肛裂的患者,医生甚至还有意将其内括约肌切断,以缓解肛门的持续性痉挛。对于伴有肛裂或炎性外痔的情况,肛门持续性痉挛是疼痛的一个很重要的原因。医生把患者的内括约肌挑断,肛门得以松弛,疼痛便得以缓解。但外括约肌可不能出问题,否则很可能会发生大便失禁。通常痔病手术很难会伤及外括约肌,除非有比较严重的感染使外括约肌受到损伤。所以,真正的大便失禁在痔病术后是很少见的。

有的患者做完痔病手术之后,每天放屁不断,这也属于直肠刺激症状。正常人不管大便也好,屁也好,一定要积到一定的量才会有感觉,量少一般不会。但手术后由于直肠肛门的炎性反应,导致敏感性增高,一点点的大便或屁都足以引起排便或放屁反应。

治痔药物，口服外用各不同

网络上、电视上，随处可见治痔病的小广告，各种各样，宣传语一个赛一个神奇。那么，治疗痔病，是否真有神药呢？

原则——无症状无须根治

对于痔病，最常见的一个误区就是见痔就治，欲除之而后快。

实际上，痔疮的治疗原则是：无症状的痔病无须治疗，有症状的痔病重在解除患者症状。因此，一般的痔病患者不必首先想到手术，而应根据症状选择合适的药物。只有药物治疗效果不好，如痔核在肛门脱出严重、便血过多时，才需要去正规医院进行手术治疗。

目前，市场上痔病药物剂型较多，口服的有颗粒、胶囊、片剂、丸剂等，外用的主要有栓剂、软膏与乳膏剂、贴剂等，还有气雾剂、药粉加药栓的药盒、口服溶液等，熏洗的主要是中药方剂。

各类药物特点不同，各有利弊，最好是在医生的指导下选择使用。

治疗——药物大比拼

●口服药物

利用口服药物治疗痔病的方法，在中医上称作内治法。中医对痔病的治疗强调整体观念，辨证论治，即在辨证论治的基础上，针对不同的病因、病理、病位，不同的体质、年龄，进行不同的治疗。

中医根据痔病多属于湿热风燥火邪，伤脉动血，以致气血瘀滞，结而成块的病机，采用泻火凉血、清热润燥、祛风除湿、益气养血固脱的具体治则。许多治疗痔病的单方、验方,有很好的疗效,可辨证选用。

● **外用药物**

包括栓剂、软膏与乳膏剂、贴剂、气雾剂等,以栓剂为主导剂型。栓剂有止血、止痛、收敛、消炎等作用,对全身症状和直肠炎也有治疗作用,可作为一种较简便易行、可靠的保守疗法。痔病术后用药,也常常用到栓剂。常用的栓剂有很多种,如洗必泰痔疮栓、马应龙痔疮栓、化痔栓、太宁栓、红霉素栓、消炎痛栓等。

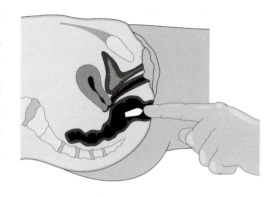

栓剂的使用方法

外用药物比口服药物疗效更好,这是由于直肠局部给药直接作用于痔局部,发挥作用快,药物经直肠吸收后,可直接进入大循环而不经过肝脏解毒。这样既减少了肝脏对药物的破坏,又减少了药物对肝脏的刺激。同时,直肠给药可避免胃酸和消化酶对药物的破坏,也避免了药物对胃黏膜的刺激。因此,栓剂的应用正日趋广泛。

使用痔疮膏时,将药物直接涂敷于患处,适用于痔核脱出、肿痛不适,或因分泌物过多而引起的肛门瘙痒,或术后出血及遗留创面等。

● **熏洗法**

熏洗法,亦称坐浴法,是以中药煎汤(具体药方可在医院获得)熏洗肛门会阴部,通过热和药的作用,促进血液循环,使气血顺畅,达到消肿减痛的目的。

内痔，怎样"随治随走"

治痔病广告常用"随治随走，不用住院"来吸引患者。倒也不能说这种宣传完全是噱头，因为某些情况的痔病，在门诊治疗确实可以随治随走。

痔核套扎示意图

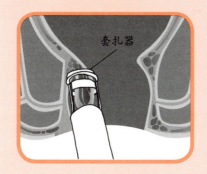

套扎器

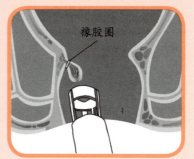

橡胶圈

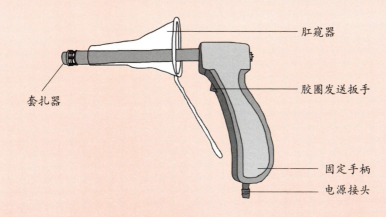

肛窥器

套扎器

胶圈发送扳手

固定手柄

电源接头

胶圈套扎，令痔核缺血脱离

胶圈套扎是门诊最常用的治疗方法，适用于Ⅰ度、Ⅱ度和Ⅲ度内痔，不需灌肠，也不需局部麻醉即可进行。

胶圈套扎的原理很简单，就是通过阻断被套扎黏膜的血供而使组织失血坏死、脱落。方法是，通过手动抓持式或负压吸引式套扎器，将需要套扎的黏膜钳吸入，然后将胶圈扎在黏膜根部。一般经过1周左右，被扎起来的黏膜就会坏死脱落，痔核脱落时可能会出血，脱落处形成的小溃疡愈合后，会使周围组织固定在内括约肌上。

胶圈套扎术的效果，Ⅰ度和Ⅱ度比Ⅲ度的要好。由于胶圈套扎会引起疼痛，如果有多个痔核，建议首诊先套扎一个最大的痔核，根据患者耐受程度，在复诊的时候再确定下一步套扎痔核的数量，每次套扎间隔3周左右。除了疼痛之外，坠胀感、脓肿形成、尿潴留、出血、胶圈滑脱、脓血症等都是可能出现的并发症。多次套扎可增加并发症风险。

硬化剂注射治疗，令痔核萎缩

硬化剂注射治疗最适合用于Ⅰ度和Ⅱ度内痔的治疗。硬化剂注射于齿状线上1~2厘米处内痔基底部黏膜下层，使血管血栓形成、周围结缔组织硬化，最终导致痔核萎缩和固定，每次只注射2~3个痔核。

痔注射治疗止血的效果很好，对脱垂效果也不差，对于正在进行抗凝治疗、不适宜用胶圈套扎法的患者，可以安全使用硬化剂注射疗法。内痔伴有炎症、溃疡或溃疡坏死，外痔、肛瘘和肿瘤是注射禁忌证。

硬化剂注射治疗多次注射或单次注射部位不对、药量较大时可能出现肛门直肠狭窄、肛门坠胀等并发症。此外，硬化剂治疗的远期复发率要比胶圈套扎术高。

红外光凝,内痔止血效果好

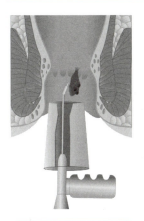

红外线凝固疗法（IPC）

双极电凝和红外线凝固疗法（IPC）是一种电灼疗法,通过使痔组织凝固,最终导致痔血管根部硬化及治疗部位的组织固定。IPC治疗可同时照射多个痔,控制Ⅰ度和Ⅱ度痔出血的成功率可达67%~96%,但不能消除脱垂组织。

IPC治疗并发症较少,但治疗后同样可出现疼痛,当治疗时探头离齿状线过近的时候,还可能增加发生肛裂的风险。

磨刀霍霍向痔病

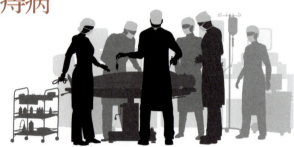

对于保守治疗无效或不适宜保守治疗的痔病，如果没有禁忌证，手术是最佳选择。

手术治疗痔病发展到今天，在新技术新器械的帮助下，手术时间更短，患者的疼痛更轻，并发症更少，恢复更快。我们来简单认识一些目前流行的几种处理痔病的手术。

基础版痔切除术

痔切除术在痔的外科治疗历史上占据了重要地位。直到现在，适用于混合痔或Ⅲ度、Ⅳ度痔患者的切除术仍是常用术式，有5%~10%的痔病患者需要接受痔切除手术，特别是对于其他治疗方法无效或病情加重的患者，痔切除术往往是最后的手段。

根据术中操作的不同，痔切除术分为开放式和闭合式两种。开放式痔切除术（MMH）的大致过程是切除内痔和外痔组织，缝扎痔的蒂部，可闭合齿状线上的黏膜缺损，开放皮肤切口。这种方法在英国及欧盟区域最常用。而闭合式痔切除手术则是缝合闭合皮肤切口。两者各有优劣。

进阶版痔切除术

在痔切除术基础上,高科技升级了手术刀,发展了超声刀痔切除术和 LigaSure 痔切除术,可谓进阶版的痔切除术。

超声刀是利用超声波汇聚性、穿透性的特点,切割组织,就像一把新型的手术刀。超声刀在痔切除术中,切割组织的同时能止血,可减少焦痂形成,减轻术后疼痛,促进伤口愈合。

对于开放式或闭合式痔切除术,都能使用超声刀。

LigaSure 痔切除术。LigaSure 痔切除术可作为开放式痔切除术的替代方法,应用结扎速血管闭合系统,行痔切除手术。这个系统能凝固闭合管径达 7 毫米的血管,减少手术出血量。LigaSure 痔切除术适用于治疗Ⅲ度、Ⅳ度痔。

与开放式痔切除术相比,LigaSure 痔切除术可以明显缩短手术时间,有分析研究认为这种方法还可以减轻术后疼痛,使痔切除手术简单化。

痔切除术到目前为止应该是痔病治疗最彻底的手术,但是,其最大的问题是术后疼痛。

多普勒超声引导下经肛门痔动脉结扎术(TD)

这是治疗痔病的一种新方法。简单来说,就是先给肛管照 B 超,确定痔上动脉终末支,然后用线将其结扎,同时结合痔体的连续缝扎,悬吊和固定痔核,能提高疗效。适用于Ⅱ~Ⅲ度痔。

这项技术的优点在于术后疼痛轻、操作简单、并发症少。缺点在于复发率比痔切除术要高。

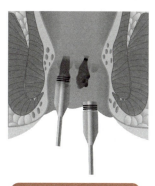

痔动脉结扎术(TD)

吻合器痔上黏膜环切术（PPH）

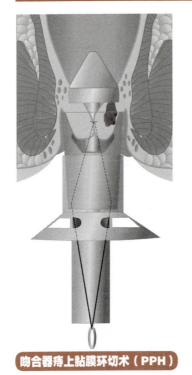

吻合器痔上黏膜环切术（PPH）

痔病的解剖学、病因学及治疗学现代概念认为，盆底动力学改变、Treitz 肌退行性病变和肛垫内动静脉吻合调节障碍，可导致肛垫病理性肥大或脱垂，合并出血、痔核脱垂、疼痛等症状形成痔病。痔的治疗目的不是消除痔体本身，而是减轻或消除其症状。手术治疗的目的是消除症状，保护可保留的正常组织，而非根治术。这就是PPH设计的根本出发点之一。

为方便理解，有人做了个形象的比喻：把直肠看成是"衣袖"，痔病患者就好比"衣袖"太长，PPH手术则是通过在"衣袖"中间截取一段，使之缩短，这样既保护了"袖口处"（肛门）的原状，又使长短正合适。

PPH治疗痔病的机理包括四个：断流、复位、固定、减体积。

● **断流**

PPH通过切断了来自痔上的黏膜及黏膜下层的所有动脉血液供应，这对减少痔核的充血无疑有重要意义。通过切除和吻合，在阻断来自痔上的动脉供应的同时，也阻断了来自痔上静脉返流，静脉返流也被认为是痔核充血肥大的一个重要机制。

● **复位**

通过切除3~4厘米左右的痔上黏膜及黏膜下层组织，完成重建缝合后，可以使容易脱垂的痔核回复到肛管内肛垫正常的位置，这同

● **固定**

主要是通过切除多余的组织和吻合来实现的。

● **减体积**

这是中国医生对 PPH 最大的贡献之一。欧洲的 PPH 实践，吻合口的位置是偏高的。在中国早期的实践者，总是担心 PPH 术后痔核回复不理想。其实，肥大和增生的痔核不能等同于正常的肛垫，应该当病理性的组织对待。因此，部分切除是合理的，且不影响 PPH 治疗痔病的疗效。

PPH 治疗痔病，吻合口位于齿线上 1.5～2 厘米的区域，此区域躯体感觉神经少，故可明显减轻术后肛门疼痛和不适，在缓解症状的同时，一般也不会对肛管直肠结构造成破坏。

PPH 可能的并发症除了疼痛、出血外，还有尿潴留、肛门失禁、感染、肛门狭窄等，此外，少见的并发症还有吻合口附近的黏膜下囊肿。

TST，"微创"的 PPH

随着 PPH 的广泛使用，关于 PPH 相关的严重并发症的报道也越来越多，其中包括吻合口狭窄、排粪障碍以及直肠阴道瘘等；PPH 可能由于环状切除的特性导致一些传统痔切除术所没有的一些并发症，如导致直肠顺应性降低，使肛管的排粪反射和精细控粪能力下降；此外，临床上绝大多数的脱垂性痔病并不是环状脱垂，而更多地表现为孤立痔核的脱垂。因此，一种更加"微创"的技术应运而生——选择性痔上黏膜切除钉合术（tissue selecting technique，TST）。TST 的提出是想通过保留正常组织黏膜桥来保护直肠顺应性，使之更符合肛管直肠解剖生理，进而保护患者的排粪功能，达到更加微创的目的。

TST 与 PPH 最主要的区别在于：PPH 是环状切除钉合痔上黏膜，而 TST 是根据痔核的分布特点选择性地切除吻合痔上黏膜。TST 的最大优点是可以避免吻合口狭窄的发生。吻合口狭窄可能导致排便障碍。

初步的临床资料表明，TST 与 PPH 术后 2 年复发率相当，但 TST 术后疼痛程度更轻，急便感发生率更低，TST 治疗的痔脱出患者并没有出现术后肛门失禁、吻合口狭窄和直肠阴道瘘等严重并发症，TST 是一项较 PPH 更加安全、有效、微创以及符合肛门直肠生理功能的新技术。目前认为，TST 术适应证是Ⅲ至Ⅳ度脱垂性痔，最佳适应证是孤立脱垂性痔。统计数据显示，TST 技术从 2008 年应用以来，在中国已经开展了 6 万余例，已经成为肛肠外科医师治疗脱垂性痔病的首选术式。TST 的禁忌证包括严重的直肠炎、盆底失弛缓综合征、重度直肠脱垂及肛门狭窄。

选术式，与医生共同商定

痔病的发生机理到现在为止，仍然不是十分清楚，有关痔的成因学说包括静脉曲张学说、细菌感染学说、血管增生学说、肛管狭窄学说及近年来影响甚大的肛垫下移学说，但是仍然没有哪一种学说能够很完美地解释痔病的所有临床问题。建立在这些学说基础之上的各种治疗方法或方案，各有优缺点，且都有较好的临床效果。

因此，现在所有的治疗方法，我们都可以理解为是针对痔的症状进行治疗。因此，方法或手段高下的区分，主要还是看治疗的效果和患者的满意度。从原则上讲，基于这样的现状，对患者影响最小、痛苦最低、费用最便宜的方法，应该被认为是最合理的方法。

至于具体选哪种方法，告诉医生你的经济状况、对治疗的期望等，相信医生会根据病情，权衡各种因素，选择一个最合理的方案。

痔病疗效，一分钱未必一分货

临床上任何一种手术，无论大小，它都有一定的适应证，或者有最佳的手术适应证，正确地掌握这些适应证，是防止并发症、获得理想的手术效果最重要的保证。

痔的分级与特点

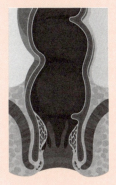

I度

便时带血或滴血，无痔核突出。

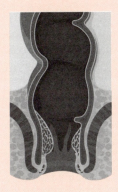

II度

常有便血，便时痔核突出，可自行还纳。

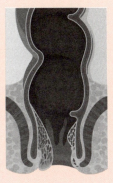

III度

可有便血，腹压增加时痔核突出，需用手还纳。

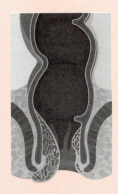

IV度

可有便血，痔核持续脱出或还纳后易脱出。

PPH，源于肛垫理论

以肛垫理论为主的痔成因机制主要包括三个方面的内容：Treitz肌退行性变形或断裂，肛垫内动静脉吻合调节障碍，盆底功能障碍。PPH治疗痔病的出发点是建立在保护肛垫的基础上的。有关肛垫理论的痔病成因机制，PPH几乎没有直接解决的措施和手段，Treitz肌退行性变形或断裂、肛垫内动静脉吻合调节障碍、盆底功能障碍等，PPH可能都解决不了。

尽管如此，PPH仍是一种治疗痔病的有效和安全的手术方式。但所有类型的痔都用PPH去治疗，既不现实，也不合理。同样，肛门直肠很多疾病都用PPH治疗也绝非PPH的本意。

环状脱垂痔，最适合PPH

PPH主要适用于严重出血的Ⅱ度痔、Ⅲ度及Ⅳ度的脱垂性痔、直肠黏膜内脱垂及早期的急性炎性痔。

PPH治疗痔病的最佳适应证应该是Ⅲ度痔。肛缘外面没有皮赘或明显的外痔，做完PPH手术后，往往不用追加手术，可以最好地体现PPH治疗痔病的所有优点，如无痛或轻微疼痛、住院时间短、术后恢复快等。临床中较为多见的Ⅳ度内痔患者，如果肛门外有明显的脱垂或特别大的痔核，PPH术后则要考虑追加手术进行切除，这样才能减少术后出血、脱垂的可能性。

不少患者之前接受过内痔硬化剂、激光、红外线等治疗，如果想做PPH手术，术前要做指检，以确认直肠下段黏膜层并非与肌层整合固定，仍可在其表面滑动。而且，最好选择在前一次治疗6个月后进行。

痔急性嵌顿的患者，若不能及时复位而想做PPH手术的话，应慎重考虑；一旦怀疑有血栓形成或伴感染时，最好放弃PPH手术，改行传统的外切内扎术。

患者如果出现直肠肛管纤维化，也不适宜做PPH手术，因为即使手术,也难以把脱垂的痔"拽"回去。对于肛管狭窄的患者,医生往往无法把吻合器械顺利放入其肛内,手术操作难以进行,也应放弃 PPH 手术治疗。特殊人群如小孩、孕妇等,也不建议做 PPH 手术。

PPH 手术在疗效上确实有很多优点,但一定要严格把握手术的适应证。有些病例不适宜做 PPH,比如肛管狭窄;例如有明确的炎症性肠病,医生对吻合口愈合完全没有把握的,不适宜做 PPH。以外痔为主的痔一般不选择 PPH,因为再好的上提固定也解决不了已经增生的外痔,做完后外痔问题仍未解决,患者大多觉得"做完手术后,跟没做一样",由此可能产生很多误会。巨大的痔、直肠下端罕见充血,像血管瘤一样的病例等,用 PPH 也应十分慎重。

不同人、不同痔,不同治

PPH 现在仍然在被诟病的主要原因之一是其昂贵的费用!仅是治疗吻合器的价格,从一千多元到几千元不等。钱花得多了,难道就能获得最好的疗效吗?未必!比如不适合 PPH 的痔病,却用 PPH 治疗,可谓意义甚微。

此外,患者容易对"洋名字"抱有好感,也易被"微创"的宣传打动,包括 PPH 手术在内的各种微创手术,例如高频电容场痔疮治疗术(HCPT)、痔疮自动套扎术(RPH)、超声多普勒引导下痔动脉结扎术(DG-HAL)等,让人眼花缭乱,而"无痛""根治"等宣传也让一般人难分真假。其实痔的微创治疗有严格的手术适应证,如果适应证把握不好,或医生操作水平不高,反而可能会带来巨大痛苦,千万不要迷信"洋名字"。

痔病治疗,其中一个重要原则是坚持个体化。这体现在两个方面:第一,是保守还是手术治疗;第二,选择哪一种保守治疗,哪一种手术治疗。对这样的要求来说,"个体化原则"显得非常重要。对痔来说,"不同痔,不同治"。对患者来说,"不同人,不同治"。因此,对于痔病患者,则是"不同人、不同痔,不同治"。

手术，不能一劳永逸

痔病患者往往对手术抱有非常高的期待，以为做了手术，以后都不用再担心患痔疮发作了。对于这种心态，只能说"理想很丰满"。且不说手术后有一定的复发率，就算动过手术的位置不再复发，只要饮食辛辣、久蹲久坐、长时间保持直立体位进行体力劳动等诱发因素没有完全去除，肛门其他位置还可能新发痔病。

痔病手术，缓解而非根治

以经典的治疗痔疮的外切内扎术为例，手术只是在肛门的某几个局部做，手术范围一般不涉及整个肛门。以肛钟定位，如果患者5点钟的位置痔病很严重，医生一般只处理5点钟这个位置的问题，其他位置就不一定会处理。处理过的位置，一般很少再复发；但未作处理的其他位置，却有可能"此起彼伏"。由于病因未解决、生活上未注意，出现新的痔病也是有可能的。

以前的问题本已解决，但后来又出现新的问题；或者以前的问题本来比较轻，后来加重。患者术后再次发生痔病，他们自己往往分不清是原位复发还是异位新发，于是便把账统统算到"复发"的头上。因此造成痔病"复发"者为数不少。

手术不是一劳永逸解决问题的办法，但是手术治疗的意义和价值还是非常明显的。术后注意生活习惯、饮食规律等，多数情况下，所谓的复发还是很少的。

克罗恩病患者,禁止痔切除

对于痔病治疗的其中一个原则是:无症状的痔可以不作处理。克罗恩病常引起严重腹泻,会导致痔出现相应症状。即使如此,克罗恩病患者一般也是禁止做痔切除手术的。因为手术切除,包括外切内扎、PPH、套扎等,常常导致伤口愈合不良、感染,肛门狭窄,大便失禁等。

一般采取保守方法,如坐浴、局部用药等缓解症状。

此外,克罗恩病患者的肛周皮赘最为常见。皮赘常无症状,可不作处理。当克罗恩病处在静止期,药物控制很理想。肛周问题较重时,才考虑手术处理。

实际上,严重的痔病需要综合治疗,手术只是其中一部分,还需要配合药物治疗,如局部使用栓剂,配合使用口服药物,消炎,促进血液和淋巴回流。另外,用温热水坐盆,可以加强盆底的血液循环,有利于炎症的消退和血液的回流。配合性的治疗还包括注意饮食、肛门盆底肌肉的功能训练,这些都很重要。

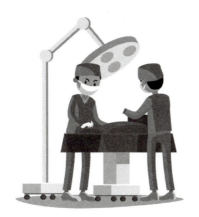
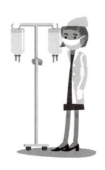

PART 3 ▶ 肛裂

内服外用，居家治疗轻度肛裂

几乎每个人都遭遇过便秘的困扰。大便硬结，排便费力，用尽全力排便的结果，可能会导致鲜红的鲜血一滴一滴地滴落便池，伴随肛门热辣辣的疼痛感——糟糕，这是肛裂了！

偶尔遭遇一两次肛裂，大便正常后可能不治而愈，对生活也不会造成太大困扰。

若肛裂反复发生，长期出血可能导致慢性贫血。伤口久不愈合，还可能继发感染，形成慢性肛裂。

尽管肛裂形成的原因尚不完全清楚，但是有关肛裂的诊断应该不会有太大的问题。早期肛裂，使用恰当的药物治疗常能解决问题。

新鲜肛裂，多数可自行愈合。局部热水坐浴（也可便后用淋浴的花洒冲洗肛门来保养）可促使肛门括约肌松弛，增加局部血液循环，促进新鲜创面愈合；溃疡面也可涂抹一些消炎止痛软膏如金霉素眼膏、含利多卡因的凝胶等，均可促使溃疡愈合；口服和缓的通便药物，使大便松软、润滑，易于排出。鉴于肛裂的发病环节中，内括约肌痉挛是一个核心环节，国外用硝酸甘油软膏缓解内括约肌痉挛，疗效也很好。

缓泻剂，预防便秘

服用缓泻剂（如乳果糖、果导片，或大黄、芦荟、番泻叶等中药），预防便秘、软化大便，是保守治疗的基本原则。对于表浅性的肛裂，只要排便顺畅，肛裂常不药而愈。但缓泻剂不能无节制使用，因为长期服用泻剂可导致顽固性泻剂依赖性便秘，不用药物便秘反而更加严重。此外，长期腹泻还会导致肛管狭窄，更容易发生肛裂。因此，最好通过饮食或改变生活方式来改善排便情况，服用通便药物最好遵医嘱。

坐浴法，消炎止痛

用药物坐浴，能起到预防感染、止痛、止痒和消炎的治疗作用。常用的坐浴药物有如下几种。

(1) 高锰酸钾用水 1∶5000 稀释坐浴。

(2) 芒硝、金银花、马齿苋各 30 克，丹皮、红花、荆芥、防风各 10 克，煎汤熏洗。

(3) 十味熏洗汤。车前草 45 克，枳壳 20 克，五味子、黄柏各 30 克，无花果 60 克，薄荷、荆芥、威灵仙、艾叶各 15 克，煎汤熏洗。

(4) 祛毒汤。马齿苋、瓦松各 15 克，川文蛤、川椒、苍术、防风、葱白、枳壳、侧柏叶各 9 克，芒硝 30 克，煎汤熏洗。

以上各药，根据个人情况选择，每日使用 1～2 次。

家庭坐浴，应专盆专用，熏洗前洗干净屁股。可在盆上放一张塑料小凳子，肛门正对着塑料凳子中间的小孔，坐着熏蒸坐浴，没那么累，也可购买专门设计的家用坐熏仪。

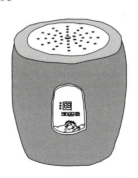

家用坐熏仪

外敷、腐蚀，促进愈合

用于肛裂的外敷药物，常用的有如下几种。

(1) 黄连膏，可于药店购买，也可自制。取黄连粉、地榆粉各 15 克，冰片 0.5 克，加麻油 1 升调和即成。

(2) 生肌膏，可于药店购买，也可以自制。冰片 1 克，煅龙骨、儿茶、象皮面、炙乳香、炙没药、血竭、赤石脂各 3 克，研碎成细末，搅拌均匀即可。

(3) 其他消炎软膏，如红霉素软膏、马应龙痔疮膏、利多卡因乳膏、硝酸甘油软膏等。

根据实际情况，选择药物。清洗肛门后，用棉签蘸取药膏涂于患处即可。每日使用 1～2 次。

腐蚀法治疗肛裂是通过烧灼溃疡创面，去除肛裂的老化瘢痕组织，促进新组织生成，适用于陈旧性肛裂。常用的腐蚀药物是 10% 硝酸银溶液或硝酸银棒。将药物涂抹于患处后，再用生理盐水洗干净即可。

肛裂患者，应养成大便后清洗屁股的习惯，保持创面卫生，不仅能防止感染，对于伤口愈合也有很大的好处。

居家治疗不见好转或情况更为严重时，建议去医院治疗，以免耽误病情。

医院治疗，先"保守"，再手术

去医院治疗肛裂，优先选择保守方法，包括局部封闭、肛管扩张器疗法、烧灼法和针灸疗法。

肛裂 治疗篇 各个击破

肛裂的疗法

 局部封闭

 肛管扩张

 烧灼坐浴

 穴位针灸

保守治疗

对于保守治疗无效的肛裂患者，推荐外科手术治疗。

 手术治疗

- 扩肛法
- 肛裂挂线法
- 肛裂切除法
- 纵切横缝术
- 括约肌切断术
- 皮瓣移植术

局部封闭法

局部封闭法使用的药物有长效止痛剂、激素、消痔灵、复方枸橼酸液等。具体操作方式大同小异。我们就以长效止痛剂封闭法简单介绍。

●**长效止痛剂封闭法**

一般选用复方薄荷脑注射液或复方亚甲蓝制剂。肛周消毒后,从肛裂下端大约1厘米处进针到达肛门括约肌,以肛裂基底为中心,两侧做扇形注射。每周注射1次,注射1~2次即可痊愈。

肛管扩张器疗法

这种方法能预防肛门括约肌痉挛,保持肛裂创面肉芽组织从基地向外生长,促进肛裂愈合。方法是将肛管扩张器放入肛管内,张开肛管,每次1~2分钟,每日扩张2次。最好是在麻醉下进行。

烧灼法

用二氧化碳激光束烧灼肛裂创面,焦痂脱离后形成新鲜创面,帮助治愈。使用烧灼法后,第二天便后坐浴,局部使用烫伤灵油纱布换药至痊愈。

针灸法

较大强度刺激长强、白环俞、承山等穴位,可以疏通经络,调理气血,达到止痛止血和促进愈合的作用。

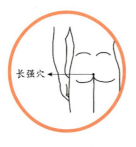
长强穴

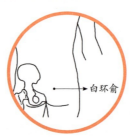
白环俞

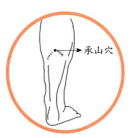
承山穴

对于保守治疗无效的肛裂患者,推荐外科手术治疗。手术仍然是肛裂治疗的主要手段。肛裂手术,有简有繁,常用的手术方式包括扩肛法、括约肌切断法和括约肌松解法。对此,我们作简单介绍。

扩肛法——不用刀的手术

扩肛法,简单来说就是用手扩张肛门。扩大肛门,使排便时不至于裂开伤口,从而避免或治疗肛裂。

患者取截石位或侧卧位,消毒麻醉肛周后,医生戴上手套,抹上润滑油,将右手示指伸入肛门,再伸入左手的示指,缓缓张开肛门后,再伸入两只手的中指,四只手指向四个方向持续缓慢地扩肛,一般持续3~5分钟。

扩肛法简单易行,无严重并发症,患者少痛苦,但是很考验医生的手艺和经验。扩肛不够,疗效不好,复发率高;扩张过度,用力过猛,又可能导致肛裂更严重,造成血肿,创面愈合形成瘢痕会使肛门更狭窄,也会增加肛门失禁的概率。

肛裂挂线术——治肛裂同时治瘘道

肛裂挂线术,最适合肛裂伴随潜行性瘘道的患者,不仅可以治疗肛裂,还能治愈瘘道,可谓一举两得。

挂线是历史悠久的疗法,通过用"线"结扎瘘道,"以线为刀"缓慢切开组织,这种方法的好处在于能避免括约肌切除范围过大而导致肛门失禁。目前常用的"线"为有弹性的橡皮筋。具体方法是,用7号或10号丝线作为引线,从肛裂伤口下端2~5毫米处进入,贯穿肛裂基地后从裂口上缘2毫米处出来,橡皮筋连接丝线,拉动丝线使其进入组织并引出,去掉丝线,将橡皮筋两端扎紧。受这种捆扎压力作用,皮肤缓慢切开一边皮肤的同时,另一边组织在愈合,1周左右橡皮筋完成切割,自行脱离。

如果橡皮筋长时间不脱落,可能导致肛周皮肤过敏,常见的症状包括潮湿、瘙痒等。

肛裂切除法——一次根治,少复发

这种方式适用于Ⅱ至Ⅳ期肛裂。

手术方法是在裂口正中做纵向切口,切开溃疡中心,切断部分内括约肌,以肛门能容纳二指为宜。除此之外,裂痔、肥大肛乳头、瘘道和充血水肿的肛隐窝也须一同切除,并将切口修剪整齐。然后用止血纱布或吸收性明胶海绵覆盖压迫伤口,肛门置入排气管,加压包扎固定,即可。全程不用缝针,静待伤口愈合。

这种术式的优点是能一次性根治肛裂,而且创面恢复快,复发率低。

纵切横缝术——患者恢复快

这种方式适用于病灶较小的Ⅱ至Ⅳ期肛裂。要明确的是,肛裂病灶的大小与症状严重与否并不成正比。因此,患者并不能通过自身感受来判断病灶大小。

手术除了需要切除肛裂的所有病理组织之外,还需要切断部分内括约肌。

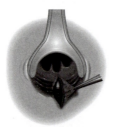
在肛裂正中做纵切口

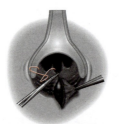
从切口上缘进针

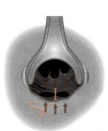
拉拢缝线结扎

削减肛门内括约肌手术

纵切横缝术,在切除病理组织和切断内括约肌,松解肛门后,还需要对黏膜和皮瓣进行横行缝合。有患者做完手术发现肛缘外1～1.5厘米处还有一个平行于缝合口的、或开放或纵向缝合的切口,这一刀并非无故多挨的,而是为了减少横缝伤口的张力,防止伤口裂开。

手术完成后,也需要用止血纱布或吸收性明胶海绵覆盖压迫伤口,从肛门置入排气管,加压包扎固定。

这种术式的优点是恢复快。若术后排便次数过多,容易继发感染形成脓肿,延长愈合时间。

括约肌切断术——治疗"金标准"

内括约肌易发生痉挛及收缩,这是造成肛裂疼痛的主要原因,应运而生内括约肌切断术治疗肛裂。通过切断部分内括约肌肌束来缓解或消除痉挛,达到治疗肛裂的目的。它是目前公认的治疗慢性肛裂的"金标准"之一。

具体来说,分为后位内括约肌切断术和侧位内括约肌切断术。二者有几个方面的不同。

首先是适应证不同。后位内括约肌切断术基本适合所有肛裂类型;侧位内括约肌切断术适合单纯性肛裂的治疗。

其次是下刀位置不同。后位内括约肌切断术从肛裂处切开,切断内括约肌下缘,切口上至齿线,下至肛缘,同时切除并发的裂痔、肥大的肛乳头、肛瘘等;侧位内括约肌切断术从肛门的左侧或右侧处,离肛缘1～1.5厘米处做弧形切口,在直视下将内括约肌剪断。切除的组织需做活检,以确定是否括约肌。

再次是对切口的处理也不同。后位内括约肌切断术术后不缝合,开放创面;侧位内括约肌切断术彻底止血后需要缝合。

后位内括约肌切断术使用范围广,但创面较大,愈合所需时间较长。而侧位内括约肌切断术伤口较小,术后痛感较轻,住院时间更短,但伤口止血不彻底易形成血肿,导致感染并形成脓肿。

要注意的是,由克罗恩病引发的肛裂常位于侧位,溃疡深而且宽,似乎情况比较严重,但患者自觉症状轻微或没有不适症状,而且八成以上可自愈。这种肛裂,不应实行肛裂切除术,而应采取口服或局部用药等治疗方式。

皮瓣移植术——应用不多

肛裂皮瓣移植术,操作复杂,患者恢复快。国外做得比较多,我国应用较少,在此不作介绍。

局部热水坐浴可促使肛门括约肌松弛,增加局部血液循环,促进新鲜创面的愈合;溃疡面也涂抹一些消炎止痛软膏如金霉素眼膏、含利多卡因的凝胶等,促使溃疡愈合;口服和缓的通便药物,使大便松软、润滑,易于排出;局部应用硝酸甘油软膏,缓解内括约肌的痉挛。术后应用这些保守治疗方法,对肛裂的治疗有很好的价值。

治疗肛裂,方法多样,术式选择也很多,个人情况不同,适用的方案也不同。在实际治疗中,医生会根据患者的实际情况选择最佳方案。而患者需要做的,就是相信其选择的医生,积极配合和接受治疗。

PART 4
肛门直肠周围脓肿和肛瘘

消脓肿，"非手术"难奏效

在人体的某些部位，存在着一些解剖、生理三角区，解剖和生理学家根据其生理及组织结构、血管神经走向、疾病好发程度，以及与整个机体的关系给予了相应的命名。但这些三角区却是机体的薄弱处和疾病多发处。比如"肛门三角"好发脓肿。

此三角区位于中线肛管及两侧坐骨肛门窝内。坐骨肛门窝是坐骨结节与肛管之间的楔形间隙。两侧坐骨肛门窝在肛管后方相通。由于窝内充满着抵抗力较弱的脂肪组织，因此为肛周脓肿的易发部位，大量积脓时，脓液可扩散到对侧，或穿过盆膈形成盆腔脓肿。当脓肿导致的瘘管穿入直肠或穿通皮肤时，可形成令人讨厌的肛瘘。

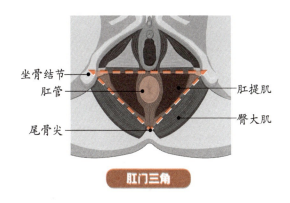

肛门三角

肛周脓肿的表现与其他部位的脓肿相似,看起来像小包块,触摸有疼痛感,小的脓肿类似疖子疮,主要症状为红、肿、热、痛等。也可能会出现明显的肿胀疼痛、排便不畅,甚至发烧等症状。症状随脓肿部位的深浅而有所不同。浅在的脓肿以局部症状为主,表现为患处局部红肿、发硬、持续性跳痛,受压、排便或咳嗽时疼痛加重。深在的脓肿不一定能摸得到,临床表现以全身症状为主,一开始即可出现发热、乏力、头痛、食欲不振等,局部症状不明显或定位不明确,有时仅有会阴—肛门坠胀感,或有便意不尽、大便困难、排尿不适等。

肛周脓肿多需手术治疗。常采用的方法是穿刺证实为脓肿后即行手术切开引流。尚未能明确诊断或手术治疗前后,可采用非手术疗法,主要措施包括温水坐浴、局部理疗、口服缓泻剂、退热止痛、调节饮食和保持大便通畅等。

单独使用非手术疗法效果不佳,虽能一时缓解,但绝大多数会复发或发展成为肛瘘。

一旦怀疑肛周脓肿,应及时到正规医院接受手术治疗,以免贻误诊治,从而带来严重的后果。

根治脓肿,找准源头很关键

治疗肛周脓肿,手术是最有效的方法——切开脓肿,帮助脓液排出。

切开排脓示意

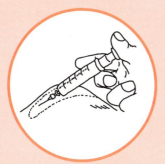

麻醉

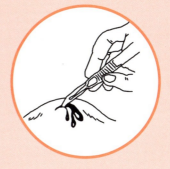

切开排脓

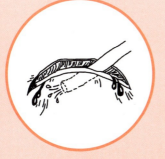

冲洗消毒

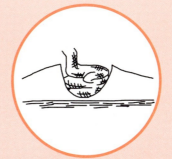

留置引流纱条

一次根治，减少痛苦

手术切开排脓，大致的过程是这样的：根据脓肿的位置和大小，进行皮下浸润麻醉或腰麻、骶麻后，切开脓肿，使脓液排干净，并对脓腔进行冲洗和消毒。术后留置引流胶条或纱条，患者需每日坐浴换药至完全愈合。

对于有内口的脓肿，简单切开脓肿后，症状可能得到缓解或暂时消失，但内口感染的问题没有解决，还是会有脓液流出，手术切口处会再次出现破溃、流脓现象，时间一长，脓腔慢慢向中间收缩，形成管道一样的东西，这就形成了肛瘘，也意味着需要再次接受手术，进行肛瘘手术。为了减少患者的痛苦，因此，有些医生主张对肛周脓肿进行"一次根治术"。一次性根治术成功与否的关键在于能否找到内口。

脓肿由感染导致，而感染原发病灶就是内口。术中确定内口的位置，有几种方法。

最简便的方法是扩张暴露肛隐窝后，压迫脓肿，位于肛隐窝处的内口会有脓液排出，通过这种方法可确定内口所在。

医生也可以通过"双合诊法"确定内口位置。双合诊法是指医生用示指插入肛门，拇指触摸肛周皮肤。脓肿波动最明显、皮肤和黏膜最薄区就是内口和外口位置。

借助肛门镜和探针也可以帮助寻找内口。内口肛隐窝会有炎症，表现为充血明显，隐窝加深凹陷，有脓性分泌物，或肛乳头发炎。若用探针探查隐窝凹陷处，会有脓液溢出。

探针也可以从外向内探查。切开脓肿后，探针从脓腔进入往肛管方向探查，同时医生用示指触摸肛管。在内口部位，示指能感觉与探针头仅隔一层黏膜。

除此之外，MRI检查和直肠腔内超声检查也能用于确定肛周脓肿的内口。确定了内口，就为脓肿的成功治疗打下了的基础。

不同脓肿，不同方法

根据直肠肛门周围脓肿的位置（肛周脓肿感染位置详见第16页插图），我们将其分为6类。不同的肛周脓肿，手术方式有所不同。

●肛周皮下间隙脓肿

切口在患侧肛周下间隙，外括约肌浅面，尽量靠近肛门缘。进行合适的麻醉后，在脓肿波动最明显的位置切开脓肿，扩大切口，分离脓腔间隔，使排脓通畅。

距离肛缘近的脓肿用环状切口，距离较远的用放射状切口，大而深的脓肿用两侧切开、对口引流法。

●直肠黏膜下脓肿

对于高位的直肠下黏膜脓肿，切口位于直肠上，从直肠内脓肿区最膨隆部位，沿直肠纵轴方向切开排脓。结扎出血点后留置胶条引流。

●低位括约肌间隙脓肿

对于低位括约肌间的脓肿，在找到内口后，直接切开全部脓肿，同时切除内口处的肛隐窝，切断部分内括约肌、外括约肌皮下部。扩大创面呈三角形，引流通畅，通过新长出的肉芽填充愈合伤口。

●高位括约肌间隙脓肿

确定内口后，沿着纵向切开直肠黏膜及内括约肌，使脓液排出。然后在皮肤上再做一个放射状的引流切口，同时切开部分内括约肌、外括约肌皮下部，沿着脓肿穿破外括约肌的途径放置引流挂线，扩大引流创面。术后在基底部留置引流纱条，每日坐浴换药至痊愈。

●坐骨肛管间隙脓肿

找到内口后，切开内口的肛隐窝、内括约肌，瘘管穿过肌肉处，不管深浅用引流挂线都不会有坏处。将肛周创面扩大成三角形，引流通畅。还可以在脓肿两侧作两个半环状的切口，用作对口引流。这种方法切开皮肤较少，可以减少瘢痕，缩短愈合时间。

● **骨盆直肠间隙脓肿**

　　这个部位的脓肿如果直接切开，可能会导致大便失禁，宜采用切开挂线法。具体做法是：切开坐骨直肠间隙浅面的皮肤，排出脓液，脓肿与内口处挂线引流，如能同时明确内口，则在内口与脓肿之间挂线引流，如内口不明确，则适当扩大切口创面，加强切口护理，等形成惯性窦道再完善检查及接受根治性手术治疗。这种类型脓肿处理棘手，建议去专科医院就诊，接受细致检查后制订合理的治疗计划。

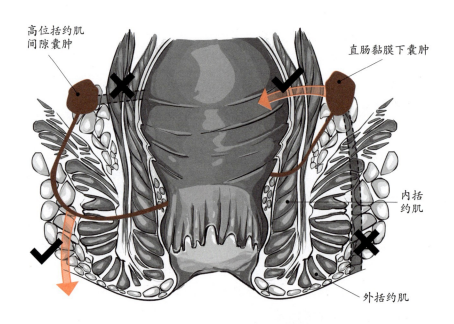

高位括约肌间隙囊肿与直肠黏膜下囊肿处理方法不同，原因在于保护外括约肌，防止大便失禁。

两种囊肿的处理对比

新理念，新方法

在肛周脓肿治疗方面，新理念、新方法也不断涌现，在此作简单介绍。

● **肛周脓肿负压引流法**

这种方法包括封闭负压引流和负压辅助闭合伤口两个关键技术。作用机制是通过增加血运、减少渗液，达到抑制细菌进而促进肉芽组织生长的作用。通过特殊器械每日用甲硝唑冲洗并持续负压吸引，引流液少于5毫升/天时，拔掉引流管。该方法具有引流彻底、患者痛苦小、修复快等优势。

● **微创材料封堵术**

主要方法是采用合适的材料封堵内口，使之封闭修复，从而得到治愈。最早使用的封堵材料是纤维蛋白，也有报道使用猪小肠黏膜下层材料，目前报道较多的是脱细胞异体真皮基质和医用生物胶蛋白。

肛周脓肿一旦发生，基本上难以自愈，若置之不理，可能导致严重后果，甚至有生命危险。因此，一旦诊断明确，必须尽快接受治疗。在临床，约有30%的患者，切开引流后不一定形成肛瘘。存有"侥幸"心理而要求不做"一期根治"，或者因为担心70%的再次手术概率而强烈要求进行"一期根治"，都不是正确的就医观念。患者应该相信，医生会根据具体情况判断，选择最适合患者的手术方式。

对特殊类型的肛周脓肿患者而言，如因炎性肠病或结核菌感染导致的肛周脓肿，首先应治疗原发病。原发病得到很好的控制或治愈，肛周脓肿的疗效才有保障。

"偷粪老鼠"，"御猫"来捕

临床上看到的肛瘘，大多数是肛周脓肿的"后遗症"。其主要表现为肛门周围的外瘘口不断有少量脓性分泌物排出，刺激周围皮肤，引起瘙痒不适。当外口阻塞或假性愈合，瘘管内脓性液体不能排出，即形成脓肿再发。此时可出现直肠肛管周围脓肿的症状，并有不同程度的局部红肿、疼痛、发热、全身乏力。脓肿自行破溃或手术切开引流后，症状才慢慢消失。这种由于引流不畅形成的脓肿，往往是"疼痛—流脓—缓解"反复出现，这是肛瘘临床表现的特点。

肛瘘一旦形成，自愈的机会极小，通过服用抗生素等药物一定程度上有利于防止感染加重，但不能治愈肛瘘，手术是目前唯一的治愈性手段。如果说肛瘘是"偷粪老鼠"，那么有效的手术治疗就是捕鼠利器——"御猫"。

手术治疗肛瘘的主要思路是将瘘管切除或切开引流，近年来也出现了人工材料填充瘘管的治疗办法，但是目前的应用还不广泛。

不同位置的肛瘘，手术治疗的难易程度不尽相同。一般来说，困难程度依次如下表。

类型	括约肌间肛瘘	低位经括约肌肛瘘	高位经括约肌肛瘘	括约肌上型肛瘘	经括约肌外型肛瘘
特点	瘘道位置较浅，延伸方向比较单一	瘘道稍高，穿越少量外括约肌，可直接切除或挂线切割	瘘道在高位括约肌穿行，手术时要保护括约肌，常需分期手术治疗	瘘道在骶骨直肠肌与肛提肌之间穿行，必须行挂线—分期手术治疗	瘘管完全穿越外括约肌和骶骨直肠肌、部分肛提肌，手术难度大，复发率相对较高
难度指数	☆	☆☆	☆☆☆	☆☆☆☆	☆☆☆☆☆

在此介绍介绍几种常用的肛瘘手术。

肛瘘切开术

适应证。 肛瘘切开术适用于单纯性括约肌间型肛瘘和低位经括约肌型肛瘘。也可结合挂线疗法、部分切开或部分缝合用于高位或复杂性肛瘘的治疗。

手术方式。 探针从外口进入瘘道，探至内口附近。将探针浅面组织切开，刮除瘘道内的肉芽组织并送病理检查。用探针探查是否存在高位盲道或继发分支，如有，将其切开去顶。切开后进行袋状缝合，有利于创面愈合，也能缩短住院时间。

对于有多个内口的肛瘘，应分期处理，以避免术后大便失禁。两个内口的肛瘘可以切开一个内口，另一个内口行挂线疗法，则可避免二次手术。

肛瘘切开术有 5% 的复发率，遗漏盲道和支管是术后复发的主要原因之一。

风险。 由于肛瘘切开术可能离断内括约肌，15%～33% 的患者可能因此出现轻度的大便失禁。

对于括约肌功能良好、无炎症肠病等的高位肛瘘患者，低位切开，上端能保留瘘管近端 1～2 厘米高质量、可收缩的括约肌，能降低大便失禁的风险和程度。

肛瘘切除术

将肛瘘瘘管壁全部切除，直至健康组织。创面形状内小外大，方便引流。

在肛瘘切除术的基础上提出"解剖学肛瘘切除术"，不只是针对瘘管，同时也坚持遵循肛周的解剖学结构，术中坚持遵循解剖学的原则，"按图索骥""顺藤摸瓜"，就能够比较准确地找到内口，切除瘘管时，尽最大努力保护肛门的重要结构,为愈合创造良好的条件。术后不出现大便失禁的后遗症,复发率也仅为 6%。缺点是创面大,修复期长。

肛瘘切开挂线术

这是治疗肛瘘最古老最有生命力的疗法之一,大约在公元前 400 年,希波克拉底第一次用文字记载了和描述了肛瘘的挂线疗法。我国明朝成书的《古今医统大全》中也有关于这种疗法的记载:"上用草探一孔,引线系肠,外坠铅锤悬,取速效。药线日下,肠肌渐长,僻处既补,水逐线流,未穿疮孔,鹅管内消。"

经过不断的总结和发展,如今的挂线疗法有了更多的用途。

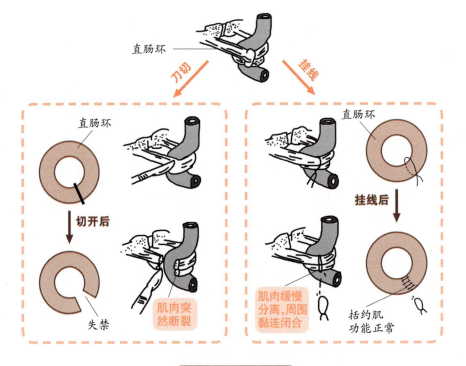

挂线术原理

首先，根据目的的不同，挂线分为切开挂线和引流挂线。切开挂线起到慢性切割和边切边愈合的目的，逐渐切开瘘管时，深部已切开的组织逐步瘢痕愈合，避免直接切开导致大便失禁。引流挂线主要起到引流和减少复发的作用，可以长期保留，也可以在进一步治疗时取出。

其次，对于挂线可能引起大便失禁的主要括约肌组织，如大束组织，可以分组挂线或双挂线，从而避免挂线时间过长。

对于两处需要同时切开挂线者，可以一处先挂切开挂线，一处先挂引流挂线，分期收紧挂线，避免同时切开导致大便失禁，也能避免二次手术，减少患者痛苦。

挂线过程中，疼痛是不可避免的并发症，大多可以耐受，坐浴可以缓解疼痛，也可以用止痛药。排便功能一定程度下降也是手术并发症之一，当创面愈合，这种情况会逐渐改善。

术后局部引流通畅，保持患处皮肤干燥清洁，可有效避免感染。

中医拖线疗法

中医拖线疗法，简单来说，就是用带有"去腐生肌"中药的线（丝线、皮片、胶管等），贯穿肛瘘的内外口，通过瘘管，形成环状线圈，每日拖动引流，配合换药、冲洗、加压包扎、熏洗坐浴，使瘘管痊愈闭合。

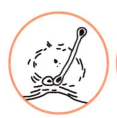 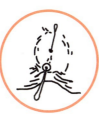 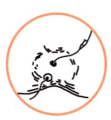 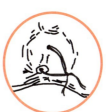

拖线疗法示意

中医拖线疗法切开创口小，不破坏直肠肛门的正常形态和功能，可以避免大便失禁、肛门狭窄、肛门畸形等并发症，能减少患者住院天数，患者术后满意度较高。适用于复杂性肛瘘、高位肛瘘和管道弯曲度较大的马蹄形、半马蹄形肛瘘等。

经肛直肠黏膜瓣内口修补术

内口是肛瘘的源头，所谓"正本清源"，堵住源头，河水自然干涸；内口封闭了，感染也就止住了。这种方法就是通过制作一片直肠推移瓣，下拉将内口覆盖并缝合，从而治愈肛瘘。

首先，需要明确内口位置，切除内口及其周围病变组织，搔刮清理瘘管。其次，在内口的上方游离一段呈"梯形"的、正常的直肠瓣，使其覆盖住内口，缝合固定。

打个比方，就是像是一件有多层弹性布料的衣服在某个地方有了破损的口子，要修补这个口子，可以从上面分离一层布料拉下来覆盖破损，缝好；这样，破损的地方就遮住了，也不容易再次破损了。

从理论上来说，这种方法没有切断外括约肌，不会导致大便失禁。但事实上，轻中度的大便失禁发生率仍有 7%～38%，文献报道的这个数据更高。

经括约肌间瘘管结扎术（LIFT 术）

LIFT 术适用于经括约肌型肛瘘，条索清晰明确者。术前可根据患者具体情况，挂线 6~8 周，有时或需更长的时间，以促进瘘管纤维化。

确定内口，在瘘管下方的肛管括约肌间沟做弧形切口，分离至括约肌平面，期间避免损伤内括约肌和外括约肌，分离括约肌间的瘘管。

在靠近内口和外口的方向分别结扎瘘管，使其牢固。离断括约肌间瘘管，对括约肌外侧的瘘管进行剔除，搔刮肉芽组织，扩大外口以方便引流,然后缝合括约肌间切口,完成手术。

这种方法操作简便,能完整保留内、外括约肌,对患者损伤较小,也没有大便失禁并发症的报道。由于应用时间不长,长期疗效仍待检验。

LIFT-plug 技术

这是结合 LIFT 和肛瘘填塞术二者优点开发的肛瘘治疗方法。按 LIFT 术结扎、离断瘘管后,切 1 厘米左右瘘管送病理分析。用刮勺搔刮括约肌间感染肉芽组织和外括约肌外瘘管内的感染肉芽组织,然后在瘘管内填塞合适的生物材料补片。括约肌间切口进行疏松缝合。

这种方法操作简单,手术时间短;而且治愈率高,复发率低,无明显并发症;患者少疼痛,住院时间短。由于使用了生物材料,手术费用较高。

肛瘘治疗除了要赶早,还要避免不规范的治疗。受医疗水平的限制,医生找不到内口,不予处理或处理不当,都会导致感染再次发生,形成新瘘道,也可能加重肛瘘的复杂性。为此,建议患者去正规的医院接受治疗,防止病情进一步恶化。

克罗恩病肛瘘，首选保守治疗

克罗恩病，这是一种发病原因尚未明确的胃肠道慢性特发性肉芽肿性炎症。目前认为它与遗传、环境因素有关。由于它的症状与溃疡性结肠炎很相似，所以被人统称为炎症性肠病。

克罗恩病的主要表现

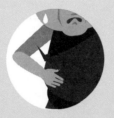
右下腹隐痛

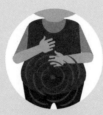
肚脐周围痛

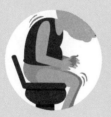
排烂便

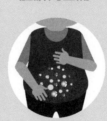
腹部包块

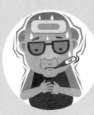
发热

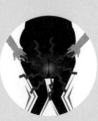
肛门直肠周围脓肿和肛瘘

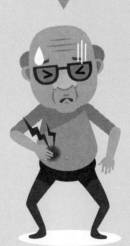
克罗恩病

克罗恩病主要表现为右下腹或肚脐周围隐痛,排烂便,一般无明显的脓血便,有腹部包块、瘘管形成和肠梗阻表现,可同时有发热和营养不良,以及关节、皮肤、眼、口腔黏膜、肝胆道病变等。肛门直肠周围脓肿和肛瘘是克罗恩病常见的并发症,也是治疗最困难和最棘手的并发症之一。

治疗肛瘘,原则应保守

克罗恩病肛瘘不同于普通肛瘘,大约30%可以不通过手术治愈,而且克罗恩病肛瘘手术,常伴发治疗伤口难以愈合、大便失禁的风险。因此,首选保守治疗,在治疗前或治疗时控制肠道病变的活动。

文献报道,25%~30%的克罗恩病肛瘘需要手术治疗。为避免手术治疗比疾病本身给患者带来更大的痛苦,治疗应相对保守。治疗原则在于减轻症状、预防并发症,同时避免产生副作用,不损伤肛门功能,患者也不需要进行永久性造口等。

●肛周脓肿

对肛周脓肿而言,治疗的首要措施是切开排脓,进行充分引流。排脓切口尽量靠近肛缘,以减少肛瘘形成或缩短肛瘘。若能明确肛瘘走向,也不宜行肛瘘切开术,放置引流挂线充分引流即可。肛周脓肿治疗时应治疗肠道炎症。炎症得以控制,可促进脓肿或瘘管愈合。

●低位肛瘘

对克罗恩病肛瘘而言,低位肛瘘切开即可,可切开瘘管进行搔刮,尽量避免使用瘘管切除术。对克罗恩病患者而言,哪怕是部分切断括约肌也可能导致大便失禁。因此,在切开瘘管的时候,遇到括约肌时,应停止切开,改用引流挂线引流剩余的瘘管,可以减少脓肿发生,也能减少患者的不适感。

●复杂性肛瘘

对于克罗恩病患者而言,完全根治复杂性肛瘘几乎不可能实现,治疗目的在于减轻症状而非根治。放置引流挂线可能是目前克罗恩病合并复杂性肛瘘治疗的最佳手术方式。挂线可以无限期放置，也可以放置到瘘管形成，条件适宜时移除挂线或结合其他治疗方法治疗。

● **克罗恩病直肠阴道瘘**

克罗恩病直肠阴道瘘治疗比较棘手，手术治疗时机应选择在没有结直肠活动性炎症时进行。为了避免损伤括约肌，一般不采取瘘管切除术。若合并阴道直肠膈脓肿或炎性包块，也不宜使用非切割挂线，否则可能增大缺损面积，加重症状。可采用一期引流挂线、二期经肛直肠（高压侧）前移瓣、袖状前移瓣以及经阴道（低压侧）前移瓣。

随着科技的发展，出现了采用纤维蛋白胶或胶原栓封闭瘘管的方法。近年来最新的治疗方法是应用间充质干细胞促进瘘管闭合。这些新技术和新方法在临床报告中拥有不错的前景，但目前尚未普及，仍需要更大样本量和更多的研究来进一步验证疗效。

直肠少炎症，肛瘘易治愈

肛门直肠周围脓肿和肛瘘的治疗预后很大程度上取决于直肠的情况。直肠没有炎症或克罗恩病好转，治愈率相对较高；直肠炎症或克罗恩病加重，治愈率也会有所下降。某些患者接受了引流挂线治疗后，可能出现大便失禁或肛周病变加重。引流挂线极少引发并发症，这可能是克罗恩病的自然病程导致，而不是引流挂线导致的不良反应。

肛周克罗恩病，治疗忌激进

肛周克罗恩病的基本治疗原则，最重要的是两个方面，一是针对原发病的治疗即相关药物的内科治疗和支持治疗，如休息，给予合理的生活指导和精神鼓励，避免患者精神紧张，加强营养，纠正代谢紊乱，改善贫血和低白蛋白血症，补充多种维生素、叶酸以及铁、钙、锌、铜和硒等矿物质,对于严重病例,必要时可输血、血浆、白蛋白及复方氨基酸,甚至给予要素饮食或静脉内全营养。对症的处理还包括解痉、止痛、止泻和控制继发感染等。

二是针对肛门局部症状的处理,基本原则是保护创面,通畅引流。引流是基本的和主要的处理措施,任何企图通过激进的手术来根治肛周克罗恩病的想法都是非常危险的。总的来看,控制好肛周克罗恩病,不要让病情恶化就算很好了。

对于直肠内病变严重的复杂瘘,若药物治疗和局部处理均不奏效,基于提高患者生活质量考虑,可选择直肠切除术、结直肠切除术、永久性结肠造口或小肠造口等手术治疗方法。

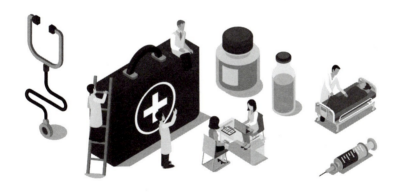

肛瘘难治，何妨"带瘘生活"

肛瘘是肛肠外科临床上最多见的疾病之一，也是比较难以掌控的一种疾病，复杂性肛瘘甚至被列为国际医学难题。在临床上，无论是诊断还是治疗，可控性越高，失败的可能性就越小。肛瘘尽管在临床发生发展上有一定规律可循，但是由于其在发展过程中有太多的影响因素，例如瘘管的分布、位置的高低、与肌肉的关系、形成肛瘘的病理背景等，给肛瘘的诊断与治疗带来一定的困难。

鉴于诊断技术的局限，外科医生不同个体之间经验和技术水平的差异，医生对基础疾病的理解与治疗的程度，对肛瘘的治疗应给予足够的重视和谨慎。

肛瘘手术难在哪儿

肛瘘最终需通过手术来治愈。但做了手术不一定就能治愈，我们经常听到，某某患者做了3次、5次，甚至8次、10次手术，还是没治愈。这说明什么问题？——疾病的复杂与多变。

那么，肛瘘手术到底难在哪？

1. 根深蒂固

根深，指有些高位肛瘘深入盆腔很深，瘘管不止1条。蒂固即瘘管闭塞不通。这种情况很难处理，切开，无道可入；剔除，位置太高，几乎不可能实现。这就给手术增加难度。

民间有把肛瘘称之为"老鼠偷粪"，这个比喻非常形象、生动。正如我们一般不会知道老鼠在地下打了多少、通向哪儿的地洞一样,要明确在肛门周围组织中肛瘘进行了哪些破坏性的工作,同样比较困难。因此,手术之前外科医生要想准确地知道肛瘘的一些细节有很大困难,尽管现在有很多方法可以帮助我们,但是这种准确性还是远未达到外科医生的要求。

2. 挖根带出泥

这是患者担心的,也是医生顾忌的。我们知道,肛瘘的手术其实就是敞开瘘管,解决引流问题,所以瘘多深,就要切多深。切了什么东西?是肛门括约肌,这是非常有用的肌肉。切得越深,损伤的肌肉就越多。高位瘘难治,其中一点就难在对肌肉的保护上。

3. 不识根何处

既然是根治,那一定得找到根源之处。有些肛瘘,到处是瘘管,到处是瘢痕,找不到根,让人犯难。造成这种情况的原因主要有两个:一是拖延太久,二是进行过多次手术,久治不愈。

久治不愈,有肛瘘本身的因素,复杂性肛瘘的潜在风险之一就是不可治愈性。这与医生的经验也有一定的关系。例如,肛瘘像是一棵野草,要除草,最好是"斩草除根"。如果只是把地上面的草揪掉,根还在,当然"春风吹又生",肛瘘又会复发,难以治愈。

再简单的肛瘘,如果盲目治疗,失败的概率一样很高。再复杂的肛瘘,由经验丰富的医生治疗,治愈的可能性也会很大。

带瘘生活也无妨

治肛瘘,患者的配合与医生的治疗都很重要。对于复杂性肛瘘,如果久治不愈,经过评估,不会出现发烧等急性感染的症状,那么通过及时换药、注意肛门清洁、注意引流、注意门诊随诊等保守措施,也可以"照常"生活。这可称为"带瘘生活"。

患者通常很难接受这种结果,特别是想要"完美的健康"的患者,将治疗肛瘘完全变成生活的重点,甚至全部,四处寻医问药,非要将肛瘘治好。其实,如果肛瘘的症状控制得好,不会给患者的生活带来太大的影响。见瘘就治,出发点也许是对的,但是时机和方法或许还需要再商榷。

把肛瘘治好可能是每一个肛肠医生的愿望。肛瘘基本上没有自然愈合的可能,手术是最重要的方法,也可能是治愈肛瘘的手段。

诱发肛瘘的原因我们并不是完全清楚,可能肛腺感染是最主要的因素,但是患者自身的因素在肛瘘的形成过程中同样会扮演极为重要的角色!所谓"正气存内,邪不可干",正邪相争强弱的结果可能显著影响肛瘘的病理转归。因此,完全依赖于手术治愈肛瘘不太合理。保守治疗还是有意义的,因此不必急于手术有一定的道理。

给一点时间、给一点耐心,患者和医生都应该如此。

"带瘘生活",就是给肛瘘一点时间,在带瘘生活的过程中,我们等待更好的时机,而不是放弃治疗。这不是消极地等待,而是主动地干预、监测和管理,避免盲目手术让肛瘘更加复杂化!

"带瘘生活"对复杂性肛瘘甚至极复杂肛瘘患者而言是合理的。

PART 5 ▶ 与妇科相关的疾病

"裸产",增加会阴撕裂的风险

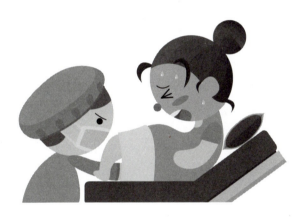

会阴撕裂,最主要的原因是产伤。在分娩过程中,如果胎儿过大,或产妇超重、用力不当等,产妇的会阴和阴道下段可能发生复杂性的撕裂伤,特别是初产妇,会阴撕裂的风险更大。

根据撕裂的程度,会阴裂伤可分为四度。

Ⅰ度	会阴部皮肤和(或)阴道黏膜损伤
Ⅱ度	有会阴部肌肉损伤,但无肛门括约肌损伤

Ⅲ度	有肛门括约肌复合损伤 **3a：** 肛门外括约肌（EAS）肌层撕裂＜50% **3b：** EAS基层撕裂＞50% **3c：** EAS和内括约肌（IAS）均有损伤
Ⅳ度	内、外括约肌以及直肠黏膜均发生损伤

侧切，避免会阴撕裂的一种方法

如果将会阴部比作一张有一定厚度的纸，会阴撕裂就相当于这张纸撕开了一个口子，裂口层次不清楚，边缘不整齐，不但损伤大，而且缝合时不易对合，愈合后瘢痕较大。

为了确保母子安全，预防盆腔肌肉撕裂，医生经常采用会阴侧切术，这种会阴切开，就像剪刀将纸剪开，伤口整齐，并且位置可控，可避开血管，不但出血少，而且对合容易，缝合后较易恢复到产前的正常解剖状态。也就是说，会阴侧切术是一种对产妇及胎儿具有保护意义的手术。

预防会阴撕裂，孕妇有责

防止会阴撕裂，除了医生采取保护措施，孕妇也有很多工作可以做。

首先，孕期要控制体重，防止体重超标，并进行适当的锻炼。肌肉组织有柔韧性和弹性，能减少会阴撕裂及侧切的概率。

其次，听从医生和助产士的指示。在分娩过程中，避免在宫口未开全前过早用力。胎头要娩出时，不要使猛劲，而应在医生指导下，用力或张口"哈气"，让胎儿缓慢娩出，以防发生会阴撕裂伤。

再次，孕期注意定期产检，发现问题及时解决。虽然现如今医学比较发达，可生孩子依然是不能大意的一件事。生育风险大，"裸产"须谨慎。

会阴损伤，修复有方

会阴损伤，如果未经解剖学修复、自然愈合，肌肉回缩常导致肛门功能受损甚至大便失禁。如果进行了适当的解剖学修复，愈合后很少对肛门功能产生太大的影响。

至于修复时间，可在损伤3～6个月内进行。如果是陈旧性损伤，通过手术游离和保护残余的括约肌断端，重建对位缝合，同样可以获得比较满意的效果。

术后1周左右控制排便次数，对肌肉和切口愈合有很大帮助。在肌肉完全愈合所需的2～4周时间内，应保持大便通畅，避免排便时过度用力，可有效防治伤口割裂损伤。

直肠阴道瘘，复发率高

直肠与阴道毗邻，但是两者的功能与结构完全不同。受生产、放疗、手术等后天损伤的影响，直肠与阴道之间可能产生瘘道相连，患者常觉阴道疼痛，阴道还会产生难闻的异味，甚至反复发作阴道炎。根据体征和症状，一般可以明确诊断。

直肠阴道瘘有两种分类方法。

根据瘘口的大小

将瘘口直径小于2厘米的称为小瘘；若瘘口直径大于或等于2厘米，则称为大瘘。小而新鲜的瘘有自发愈合的可能，可先保守治疗6～12周，方法包括给予流质饮食，进行肠外营养，给予抗生素治疗，局部冲洗患处和坐浴等。若问题仍未解决，再考虑手术治疗。手术治疗的方法有很多，主要根据患者的具体情况来选择。

根据瘘管的位置高低

直肠侧瘘口位于直肠上端，阴道侧瘘口位于子宫颈水平以上的，称为高位直肠阴道瘘，手术需开腹或用腹腔镜进行；直肠侧瘘口位于肛管，阴道侧瘘口位于宫颈以下至阴道下三分之一以下（后阴唇系带处）的，称为低位直肠阴道瘘；两端开口位于两者之间的，为中位直肠阴道瘘，中低位直肠阴道瘘常采取局部修补的方式。

对于直肠阴道瘘治疗，其中一个比较麻烦的问题是较高的复发率。总结其原因，主要有5个。

（1）外科技术。术中仔细分层解剖和游离，保护正常组织，避免损伤,避免缝合的黏膜瓣存在张力,分层缝合等,可以尽量规避复发的可能因素。

(2) 直肠的高张力。直肠胀气和排便都会增加直肠的张力,尽量减少和减低这种张力,对减少复发有一定的作用。

(3) 缝合不严密或术中污染导致局部感染。

(4) 直肠的舒张和收缩导致缝线割裂,缝合失败。

(5) 修补时机不当。局部组织处于相对稳定的正常状态下进行修补,可改善组织的愈合能力。

总而言之,直肠阴道瘘在临床上处理起来还是有一定的难度。应该在有经验的医生指导下选择合适的手术方法。这也是提高手术成功率的一个重要保证。

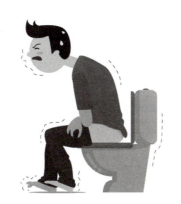

PART 6 ▶ 大便失禁

先用药，再手术

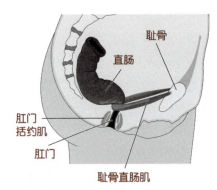

控制排便的肛门周围结构

肛门括约肌是人类控制粪便、液体、气体的重要开关，就像橡皮筋一样具有收缩功能，一旦断裂，它的收缩性将受到影响。因此，肛门括约肌的损伤会导致屁无法"收放"自如，甚至是稀水便、干便都无法控制。大便失禁虽不直接威胁生命，患者却因无法控制肛门排气、排便而倍感尴尬，严重地影响工作及生活质量。

治疗大便失禁，除了手术，还有一般治疗，包括饮食控制、心理支持、药物治疗、生物反馈治疗、注射治疗等方法。一般治疗方法适用于轻中度的大便失禁患者。

药物治疗，依从性较好

虽然对于药物治疗大便失禁的疗效很少有证据能评估，但对于慢性腹泻、慢性便秘，以及某些神经系统疾病和系统性疾病等（如糖尿病），运用药物控制仍很有必要。药物治疗需在医生指导下进行。临床使用的药物大概分3种：①填充剂药物；②止泻药物；③通便药物。

● 填充剂药物

喜欢养花的朋友，大概都知道一种放在水培花瓶里作观赏用的"水宝宝"，它类似小珠子，五颜六色，似胶丸大小，遇到水会吸水膨胀成玻璃珠大小，彩色透明，很是惹人喜爱。填充剂药物就相当于"水宝宝"，成分一般是天然或者合成的纤维，经患者口服进入肠道后，可以吸收粪便中多余的水分，使慢性腹泻者粪便成型；对于便秘患者，则可以增加粪便量和排便次数，不导致腹泻，从而治疗大便失禁。适用于轻度大便失禁，需长期服用。

● 止泻药物

由于大约50%的慢性腹泻患者和20%的肠易激综合征患者存在大便失禁，因此通过相应的药物控制小肠和大肠的蠕动，或减弱直肠运动，可以缓解大便失禁。这类药物主要有洛哌丁胺、可待因、地芬诺酯+阿托品、地芬诺+阿托品、阿米替林等。

● 通便药物

通便药物适用于充盈性大便失禁的便秘患者，包括口服乳果糖、甘油塞肛和洗肠。能减少30%~40%的大便失禁发作次数。

仪器治疗，增强括约肌功能

● 生物反馈

对于药物治疗失败的患者，生物反馈是重要的一线疗法，而且不会对患者造成创伤。生物反馈通过视、听或其他感觉信息加强括约肌的正常收缩，提高患者的控便能力，成人和儿童的大便失禁均可治疗，有效率在70%以上。但长期疗效尚不清楚，有专家认为可能会随着时间的推移，效果会减退。做足6个疗程、61岁以下、男性、严重的大便失禁，符合这几个因素的患者，短期疗效较好。

● 射频治疗

Secca术则是应用射频电流刺激胶原蛋白，使肌肉张力增加，主要适用于轻中度的大便失禁患者,也适用于饮食控制、药物治疗和生物反馈治疗失败且无括约肌损伤的患者。

Secca 术治疗可在门诊进行,患者取截石位或折刀位,探头伸入肛管,4 枚电极放在齿状线附近 4 个象限,每个象限射频 90 秒,然后以 5 毫米为单位向肛门处移动,继续射频,直到完成整个肛管,大概有 16 ~ 20 个治疗位置。

这种方法的并发症较少,但可能导致治疗部位出血、溃疡,有时需要进一步手术缝合。

●注射疗法

若是有括约肌损伤的大便失禁患者,除了寄希望于手术修补,更好的选择可能是注射疗法。即将具有生物相容性的硬化剂注射在肛管黏膜下内括约肌之间,具体机制尚未明确。

注射疗法的效果在 1 ~ 6 个月开始显现,1 ~ 2 年达到顶峰,随着硬化剂的吸收,长期疗效有待观察。

手术治疗,修复损伤

对于损伤范围较小且无阴部神经末梢运动潜伏期改变的大便失禁,如产伤导致括约肌损伤导致的大便失禁,可以通过肌肉端端缝合或折叠缝合技术进行括约肌成形术。

●肛后盆底修复术

肛后盆底修复术早期用于神经肌病性大便失禁患者,现在也适用于直肠脱垂固定术后仍有失禁及自发性失禁患者。这一手术可以从解剖上延长肛管,缩小肛直角。由于此手术已造成出口处狭窄,若用力排便会使修补处破裂,故术后排便不能用力,必要时服用缓泻剂。

●动力性股薄肌成形术

目前,多在大腿中部切一小口,游离股薄肌,将股薄肌移植于肛管周围,代替或加强括约肌功能。适用于括约肌完全破坏或先天性无括约肌,以及不能用括约肌修补术治疗者,即大便失禁最严重的类型。

● **人工括约肌**

人工括约肌的主要结构为袖带、泵和储水囊。在会阴处横行切口,将人工括约肌置入,使袖带环绕肛管,静息状态下,袖带内充满液体,封闭肛管;需要排泄时,袖带内的液体泵入储水囊,肛管开启;然后袖带再次充满,封闭肛管。需要防止仪器受到腐蚀,患者也需要熟练掌握仪器使用方法。此外,这种方法最大的难题在于控制感染,以及处理与机械相关的并发症。

● **肛管缩窄术**

如果大便失禁的肛门像扎不紧的口袋,人工括约肌是给肛管外加一个收缩—放松装置,那么肛管缩窄处就像是给这个口袋加上了一圈橡皮筋,使松弛的肛管收紧。一般使用涤纶吊带或疝补片材料。方法是在肛周开口,把"橡皮筋"伸进去,环绕肛门扎个松紧适中的闭合环。手术有一定的效果,而且患者依从性高,满意度也比较高。

若是以上方法都无法奏效,那么结肠或回肠造口就是最后的治疗方法了。

大便失禁常令患者感到很沮丧,有时觉得是无法治愈或不可避免的,但同时,患者又不愿意放弃任何一线希望,积极地寻找可以显著改善生活质量的方法,然而又不希望尝试痛苦或非常复杂的手术,特别是经历过手术治疗而效果不尽如人意的时候,可能更不愿意接受医生推荐的治疗方法。这确实是一个矛盾的现实问题。

或许,对自己的病情知道得多一点,了解得透一点,与医生的沟通再积极一点,综合考虑,可以做出一个最合适的选择。

PART 7 其他肛肠良性疾病

直肠肛管畸形，并非被诅咒

民间有句话叫"生孩子没屁眼"，说的就是先天性直肠肛管畸形。先天性直肠肛管畸形又称肛门闭锁，体征表现并不仅限于"没屁眼"，它还有其他几种类型。国际最早通用 Wingspread 分类法，将女性和男性肛门直肠畸形分成高位、中位和低位等几类。随着对肛门直肠畸形认识的增加和治疗手术的广泛应用，2005 年 5 月，专家在德国举行的肛门直肠畸形诊疗分型国际会议上，提出了新的肛门直肠畸形国际诊断分型标准（Krinkenbeck 分类法），在临床使用中非常实用。

Krinkenbeck分类法

主要临床分型	罕见畸形
会阴（皮肤）瘘	球形结肠
直肠尿道瘘（前列腺部瘘、尿道球部瘘）	直肠闭锁／狭窄
直肠膀胱瘘	直肠阴道瘘
直肠前庭（舟状窝）瘘	"H"瘘
一穴瘘（共同管长度＜3 厘米、＞3 厘米）	其他畸形
肛门闭锁	—
肛门狭窄	—

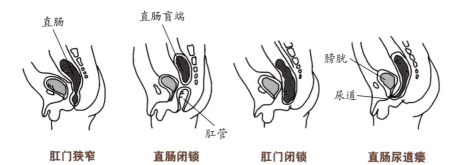

先天性直肠肛管畸形的类型

孩子没屁眼，不是因为被诅咒

就因为"生孩子没屁眼"的恶毒诅咒太深入人心，于是患儿家长胡思乱想，忧心忡忡。其实，肛门直肠畸形是胚胎发育过程发生障碍而导致的消化道畸形，大约有三分之二的患者常合并其他畸形。也有研究认为与遗传因素有关，可能是染色体的某个基因发生突变导致。还有动物实验研究发现，视黄素或阿霉素可使妊娠大白鼠产下肛门直肠畸形的幼鼠。

在人类中，新生儿肛门闭锁的发病率在万分之二至万分之五，男性患者比女性稍多。

虽然肛门直肠畸形的发生机制非常复杂，但"被诅咒"的说法是无稽之谈，而且除了伴随先天愚型和大脑瘫痪者，肛门直肠畸形的孩子生长发育和智力水平都与同龄人没有太多差别，家长不需要有心理负担。

确诊肛门闭锁，治疗有原则

肛门闭锁的患儿，出生后24小时内没有胎便或仅有很少胎便挤出，还伴随呕吐腹胀，情况越来越严重。

体格检查,会发现肛门位置没有肛门或肛门畸形。倒置位 X 射线检查是确诊肛门闭锁简便而可靠的方法。行尿道膀胱造影和瘘道造影能确定瘘道情况,借助超声显像检查、盆部 MRI 和 CT 不仅能了解畸形的状况,也可以用来评估手术效果和制订后续治疗方案。

经过综合评估,再确定治疗方法。

对于肛门狭窄的患儿,一般采用肛门扩张术。若肛门极狭小,也可选用会阴肛门成形术。会阴肛门成形术主要适用于会阴瘘、肛门闭锁和直肠前庭瘘患儿,患儿出生 1～2 天即可施行手术。若患儿尚能正常排便,也可在 3～6 个月后进行。

对于直肠尿道瘘、阴道瘘、一穴瘘和较高位置无瘘的肛门闭锁,常采用后矢状入路肛门直肠成形术或腹腔镜辅助下骶会阴直肠肛门成形术,游离直肠盲端,经肛门拖出后,缝合肛门皮肤,形成肛管。

总体而言,外科治疗的原则是在挽救患儿生命的前提下,尽量保护耻骨直肠肌和肛门括约肌,尽量减少盆腔神经的损伤,最大程度地保留原有的排便功能。选择首次手术的术式很重要,这将显著影响远期治疗效果。

心理疏导,提高患儿生活质量

直肠肛门畸形的总病死率已降至 10% 左右,手术死亡率也在 2% 左右。三分之二的患儿术后肛门功能良好,排便正常,约三分之一的患者有不同程度的肛门功能障碍。肛门直肠畸形的位置越高,术后发生肛门功能障碍的概率越高,程度也越严重。排便功能差,可能导致患儿行为异常,表现为不合群、抑郁等。除了采取必要的预防手段,家长还需要配合学校给患儿做心理疏导,以提高患儿的生活质量和心理健康发展。

此外还要提醒的是,在孕期进行产前超声检查,可及时发现胎儿是否存在肛门直肠畸形。准父母应重视产检,优生优育,从产前开始。

骶前肿物，非常罕见

骶前肿物，是指生长于直肠与骶骨之间潜在间隙的肿瘤，由于生长部位隐匿，早期患者常无不适症状，得不到及时的诊断和治疗。

骶前肿物良恶性亚分型表

	先天性	神经源性肿瘤	骨性肿瘤	其他类型肿瘤	其他
良性	发育性囊肿（畸胎瘤、表皮样、皮样、黏液分泌型），骶前脊膜膨出，组织瘤	神经纤维瘤，神经鞘瘤（施旺细胞瘤），星形胶质细胞瘤	骨巨细胞瘤，成骨细胞瘤，动脉瘤样骨囊肿	脂肪瘤，纤维瘤，平滑肌瘤，血管瘤，内皮瘤，硬纤维瘤（局部侵袭性）	异位肾，血肿，脓肿
恶性	脊索瘤，畸胎瘤	成神经细胞瘤，成神经节细胞瘤，室管膜瘤，恶性周围神经鞘瘤，恶性施旺细胞瘤，神经纤维肉瘤，神经源性肉瘤	骨源性肉瘤，尤因肉瘤，软骨肉瘤	脂肪肉瘤，纤维肉瘤/恶性纤维组织细胞瘤，血管外皮细胞瘤，转移瘤	

骶前肿物,良性者居多

由于骶前潜在间隙由结缔组织、神经、脂肪和血管构成,有能分化成三个胚细胞层的全能干细胞,所以各种类型的肿瘤都可能在这里发生。根据骶前肿物的类型,可分为先天性和获得性、良性的和恶性的。大约三分之二病变是先天性的,其余是获得性的;若以良恶性分,骶前肿物三分之二是良性的,三分之一是恶性肿瘤。

症状不明显,指检现踪迹

慢性疼痛是患者最常见的症状,但并非所有患者都会出现疼痛,恶性骶前肿瘤患者中,疼痛的发生率较高,几乎所有骶前骨肿瘤患者都会有腰痛或/和会阴痛的症状。若肿瘤较大,可能导致便秘、大小便失禁等,骶神经根受累可造成性功能障碍。由于骶前肿物的发病率很低,可能难以明确诊断。

直肠指检是诊断骶前肿物非常重要的手段,能发现97%的骶前肿瘤。

CT可确定病变是实质性的还是囊性的,还可以评估骨皮质破坏程度;MRI能指导手术切除的范围和应进入的平面,协助决策选择切除的骶骨水平,还可以对比术前术后肿瘤的体积变化,判断治疗效果;超声用于帮助诊断骶前囊性病变;借助经直肠腔内超声可了解直肠后肿瘤和直肠的关系,以及直肠固有肌层的受累程度。乙状结肠镜则可以观察覆盖骶前肿物的直肠黏膜,也可以取受累直肠组织送病理活检。

术前先活检,手术配合化疗

术前活检,对骶前实性肿物的确定和治疗方案的确定有非常重大的意义。骶前肿物的活检方法有其特殊性,由于经直肠或阴道进行活检可能导致感染,为以后完整切除肿物增加难度,因此,经会阴或骶骨旁活检是最理想的方法。这个路径不仅在手术切除的范围内,而且不会增加术后并发症的发生率和复发率,对于骶前脊膜膨出患者,也不会导致严重的后果,如脑膜炎甚至死亡。配合PET-CT检查,对肿物内高密度小病灶的穿刺活检更有帮助。

积极手术是解决骶前肿物问题的重要方式,推荐早期发现,早期处理。术式选择因人而异,一般位于第4骶椎下方的小型肿瘤可以由骶尾部切除,第4骶椎上方和突出腹腔的肿瘤可行腹骶联合切除术。若为恶性肿瘤侵及骶骨,需联合骨科切除,而且第3以上骶骨不能切除,否则会损伤骶神经。

对于放疗问题,普通人可能认为手术过后才需要放疗,事实上,有些肿瘤在手术之前接受放疗,能缩小肿瘤范围,反而有利于手术切除。因此,是否需要接受放疗,在术前还是术后放疗,都应听从医生建议。

孤立性直肠溃疡，把肠子提起来

孤立性直肠溃疡综合征，溃疡常发生于直肠的中段。若病变发生在高位，常为多发。这种病的临床表现为排便困难，有排便不尽感，排便时间长，肛门下坠感，排黏液便或血便，污染内裤，等等，临床表现的特征不明显，与溃疡性结肠炎或直肠绒毛状腺瘤等的临床表现相似，容易误诊。

病因主要有三个。

其一，直肠脱垂患者以手复位直肠或便秘患者用手指抠出粪块而导致直肠损伤，这种做法也容易导致炎性反应，形成溃疡和纤维化。

其二，直肠黏膜底端嵌顿于肛管上端，受外括约肌的强力收缩，导致黏膜受压缺血，从而形成溃疡。

其三，耻骨直肠肌痉挛收缩使患者产生便意，为将粪便排出，长期持续用力，导致直肠压力增高，影响直肠黏膜血液循环，加上粪便对直肠黏膜的摩擦损伤、感染等，从而导致直肠溃疡。

诊断手段包括直肠指检、内镜检查、钡灌肠检查、排便造影、肛管直肠功能测定。组织活检能准确证实此病。

治疗的主要目的是消除或缓解症状，无症状者无需治疗。

生物反馈治疗通过改变消化道的自主神经的传输通道来改善症状。对于大多数患者，是很有效的治疗方法。

对于症状为中轻度、没有黏膜脱垂的患者，主要通过高纤维饮食和使用容积性泻药来改善排便困难症状，同时配合排便训练，能使

70%的患者症状消失。这种治疗方法平均需要 11 个月。

据报道,内镜下使用氩离子凝固技术治疗有不错的疗效,但是应用病例数较少。

直肠固定术对治疗孤立性直肠溃疡的病因——直肠内脱垂,有较好的疗效。通过游离直肠达尾骨尖水平,然后提起直肠并固定于骶骨前,附加盆底腹膜整形,还能恢复肛门括约肌功能。虽然有一定的复发率,仍是目前多数学者倡导使用的。实践证明,单纯切除溃疡,疗效差。治疗直肠大出血等并发症时,可能会进行结肠造口术。

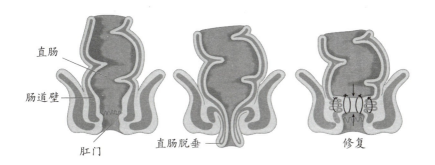

直肠脱垂修复术

性传播疾病，治疗要正规

性传播疾病包括淋病、梅毒、尖锐湿疣、艾滋病等，这些疾病不仅会损害生殖器和皮肤，还会产生胃肠道症状，其中，直肠肛门临近生殖器官，或受特殊性行为影响，成为性病最常累及的部位。

梅毒

梅毒的病原体是梅毒螺旋体，耐寒不耐热，通过煮沸、干燥，使用肥皂水或一般消毒液即可杀死。主要通过与患者性接触、握手、接吻、输注血液等直接传染，甚至可通过接触被污染的衣服、用具而间接传染。未经治疗者，在 1~2 年内传染性最强。

根据病情表现，梅毒可分为三期。

一期梅毒，发生于不洁性交后 2~4 周，主要表现为局部的硬下疳和硬化性淋巴结炎，约 90% 发生于外生殖器，肛交者和同性恋者可发生于肛周。

二期梅毒，发生于感染后 8~12 周或硬下疳消退后 3～4 周。主要出现皮疹和扁平湿疣，皮疹多见于躯干和四肢，扁平湿疣好发于肛周及会阴部。

三期梅毒，又称为晚期梅毒，最早 2 年，最迟 20 年发生。主要表现为结节性梅毒疹和树胶肿样的皮肤黏膜损害。梅毒性树胶肿好发于小腿，若不及时治疗，可导致皮肤破溃形成 10 厘米以上的大面积溃疡。晚期梅毒可侵害多个器官和系统，导致相应的器官损害。

治疗以全身抗感染治疗为主,选用合适的抗生素足疗程治疗。首选抗生素是长效青霉素,对青霉素过敏者可选头孢曲松钠、四环素类或红霉素类药物。波及的直肠肛管病变也是对症治疗,没有太多的手术干预措施。

尖锐湿疣

尖锐湿疣是全世界范围内最常见的性传播疾病,其病原体是人类乳头瘤病毒(HPV),引起尖锐湿疣的亚型主要有HPV-6、11、16和18。性接触是主要传播途径,患病母亲在分娩时可能传染给孩子。

HPV感染的潜伏期是2周到8个月,平均为3个月。早期症状通常为生殖道或肛周和直肠内出现散在的红色小丘疹。病情进展,会形成菜花样病变。

治疗常用药物外涂或激光治疗。外用药物包括0.5%足叶草毒素酊、10%~25%足叶草酯酊、50%三氯醋酸或二氯醋酸液。激光治疗有可能产生瘢痕和色素沉着。若有单发的、巨大的尖锐湿疣,还可以采取手术切除方法治疗。治疗前须与恶性肿瘤相鉴别。

淋病

淋病由淋病奈瑟菌感染导致,潜伏期一般为2~10天,潜伏期患者具有传染性。淋病性肠炎急性发作时,直肠黏膜充血、水肿,肛门流出黄白色带臭味的脓液,肛周瘙痒,肛门灼热,排便时肛门直肠剧烈疼痛,肛门皮肤常有糜烂和裂口。并伴有全身不适症状。

治疗多用药物治疗,选择对淋病奈瑟菌最敏感的药物,足疗程,足药量,积极治疗并发症,配合外洗和灌肠药物。定期到肛门专科复查或随访,有脓肿形成者切开排脓,形成瘘管者,治愈淋病后手术切除,有肛门狭窄的对症处理。

获得性免疫缺陷综合征（艾滋病）

艾滋病的病原体是人类免疫缺陷病毒（HIV），是人类主要的致死性性传播疾病，而且目前尚未有根治的方法。主要传播途径有性传播、血液传播和母婴垂直传播三种途径。

艾滋病患者可以发生各种肛管直肠损害，主要包括肛管溃烂、尖锐湿疣、肛周恶性肿瘤等。目前主要的治疗手段有抗HIV治疗、免疫调节治疗和针对感染的治疗。对于急症后肛周直肠病变有时也需要手术干预，但是伤口愈合困难，需要谨慎进行。

肛门瘙痒，挠为下策

瘙痒，大家都不陌生，皮肤受到刺激，常会感到痒痒的。肛门瘙痒，是常见的局部瘙痒症，有时还会蔓延至整个会阴部，令人坐立不安。

肛门瘙痒，70%继发于肛周疾病，治愈了肛周疾病，瘙痒也就消失了。

还有30%的肛门瘙痒属原发性的，这种肛门瘙痒不容易治愈，也容易复发。

虽然难以断根，但是采取适当的措施减轻瘙痒，对患者来说也能提高生活质量。

那，有何对策？

痒了，挠一挠？此为下策！肛门瘙痒，可能越挠越痒，如果挠破皮肤，可能引发感染，那就得不偿失了。

其实，保持患处清洁才是最重要的。具体有以下几种方法：①勤换洗内裤，最好使用纯棉材质的，换下的内裤要洗晒干净；②每次便后用清水洗干净肛门，不适宜使用香皂等清洁用品，以免化学物品刺激皮肤，使瘙痒更加严重；③保持肛门干燥，洗干净后用柔软的纸巾或纱布吸干水分再穿内裤，记得不要用力擦，而是要轻轻地印干。若是夏天多汗诱发瘙痒，可用炉甘石洗剂。

注意饮食也能缓解肛门瘙痒，如不吃或少吃辛辣刺激性食物，咖啡、浓茶和烈性酒等尽量少喝或不喝。

若肛门皮肤粗糙肥厚，呈苔藓样损害，大多合并感染，可在医生指导下使用抗生素或抗菌药剂。待炎症控制后,施行包封治疗。在睡前进行,起床后清洗干净,辅助使用干燥洗剂或止痒气雾剂,能促使苔藓样损害消退。

若瘙痒严重,使用上述方法无法缓解,也可以注射亚甲蓝破坏感觉神经。一半以上患者能获得痊愈,严重瘙痒者易复发。对于多次复发者,还可以选择通过手术切断肛门部皮肤神经支配和切除肛门病变皮肤来治疗。

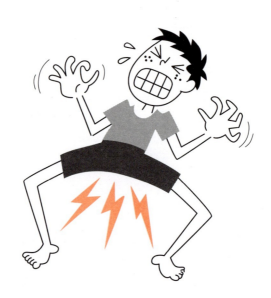

经典答疑

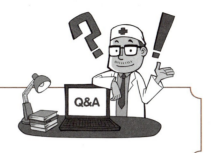

◆治疗痔病，TST 更先进吗？

问：我朋友刚做完痔病手术，听他说，他接受的是更先进的 TST 治疗。请问 TST 是什么？治疗痔病真的更先进吗？

答：TST 全称"开环式微创痔上黏膜切除吻合术"，又称选择性痔上黏膜吻合术，是近些年来在 PPH 基础上上发展而来的新的治疗手段。

PPH 是基于肛垫理论发展而来的治疗方法，最佳适应证是Ⅲ度痔，肛缘外面没有皮赘或明显的外痔。如果痔并未累及整个肛管，痔核分布之间有明显的间隙或界限，或者仅有一两处症状明显的痔核，其余地方痔核不明显，也没有症状，用 PPH 治疗"杀伤范围"太广泛。于是，TST 应运而生。TST 能够保留痔核之间的正常组织，只切除有病变痔核的痔上黏膜和黏膜下组织，尽可能保留正常组织，手术伤口小，患者恢复快。从这个角度而言，TST 确实有其优势之处。

至于是否适宜选择 TST，还应根据个人情况综合考虑。

◆溃疡性结肠炎不能根治吗？

问：我有溃疡性结肠炎，经过将近一年的治疗，最近大便基本正常。去复诊的时候，医生建议我继续吃几年药，以巩固疗效。都没事了却还要吃几年药，有必要吗？请问这种病能通过手术治疗吗？

答：溃疡性结肠炎属于难以治愈的疾病。临床上用于治疗溃疡性结肠炎的药物主要有氨基水杨酸制剂（如柳氮磺吡啶、美沙拉嗪）、糖皮质激素、免疫抑制剂（如硫唑嘌呤、巯嘌呤、环孢素）和生物制剂（如英夫利西单抗、阿达木单抗）四类。

目前的药物都不能根治溃疡性结肠炎，但能控制、缓解症状。医疗界普遍的认识是，患者症状改善、病情缓解后，还需要用药3～5年。规范治疗可以达三个目标：一是临床缓解，大便恢复正常、腹泻停止、不解血便；二是肠镜下黏膜愈合，炎症消失或炎症程度很轻；三是预防癌变。如果在病情刚刚得到控制时，就开始减药，甚至停药，这会导致疾病复发。如果复发，则必须重新接受治疗。更关键的是，复发后，原来有效的药物，疗效会下降，这样就会增加控制病情的难度。整个治疗过程不仅更长，疗效也可能不尽如人意。

手术治疗是最后手段。只有两种情况下才能进行手术治疗：一是有明确的外科手术绝对指征，包括严重出血、穿孔、癌变以及中毒性巨结肠，应该尽早手术；二是内科用药治疗效果不佳而临床症状重，或患者不愿意吃药时，可以考虑接受手术。

即使接受了手术治疗，也未必能"一了百了"。手术需要全部切除大肠，再用一部分小肠来做"储袋"储存大便，而多数患者术后大便比较多，一天三四次，这样生活质量也没有提高。有10%～20%的术后患者，这个"储袋"最后又会出现溃疡性结肠炎。所以，手术要到非做不可的时候才做。因此，强烈建议你遵医嘱坚持服药，定期复诊。

◆肛周长了粉瘤,怎么办?

问:我在洗澡的时候,无意中摸到肛门附近有一个圆圆的像橡皮圈似的突起物,用手指推一推,还会活动,痛感倒是不明显。请问这是什么?如何处理好?

答:看你描述,像是得了肛周皮脂腺囊肿,皮脂腺囊肿俗称为"粉瘤",一般是由于皮脂腺管口堵塞后使分泌物积存所造成的潴留性肿块。基底活动,表面圆滑并与皮肤有部分粘连,按之犹如粉团,典型的内容物外观如豆渣样,若合并感染,可伴有恶臭。

粉瘤不是真性肿瘤,手术切除即可治愈。术时一定要把有粘连的皮肤和粉瘤一同完整切除,否则常会复发。单纯地切开肿块,挤出内容物是不能治愈的。

发现粉瘤不用担心,去医院遵医嘱处理即可。

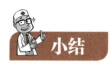

小结

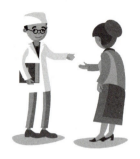

患了直肠肛门良性疾病,首先要端正态度,积极就医,要知道,绝大多数直肠肛门良性疾病都并非不治之症。经过适当的治疗,患者可以过上跟正常人一般的生活。

● 不讳疾忌医

肛肠良性疾病,发病部位常令人难以启齿,如果因此讳疾忌医,遮遮掩掩,可能导致严重后果。发现异常,积极面对,正确就医,才是正确的态度。

● 听医生的话

得了肛肠良性疾病,既来之,则安之,选择一位信得过的医生,将自己托付给他,相信医生会做出最有利于患者的治疗决定。积极配合,完成治疗过程,是患者最重要的工作。

肛肠疾病,种类多样,治疗方法也众多,药物治疗、手术治疗,因人因病而异。自己无法处理的,交给医生就行了。做个"听话"的患者,按时吃药、定时熏洗,需要手术者,术前清肠、备皮,术后忌口、换药,出院后定期复查,改变以往不良的生活方式……医患配合默契,治疗自然事半功倍。

● 不懂就问

在治疗过程中,是否有需要注意的事项,对治疗方法和手段有疑问的地方,一定要开诚布公地提出来与医生交流,千万不要一知半解或阳奉阴违,以免影响治疗效果。

与医生一起,齐心协力对抗病魔,才是最快捷有效的治疗方法。

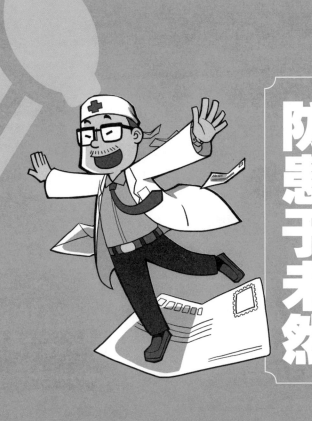

防患于未然

生活行为篇

PART 1 饮食调理

大便"带血"要打假

肉眼可见的大便中带鲜红色血液,叫显性便血,较常见于下消化道出血。上消化道出血,出血量超过 50 毫升,血液经过消化液的作用,往往会发生外观上的变化,大便呈柏油样。出血量少,往往肉眼不能发现,需做大便的潜血检测。

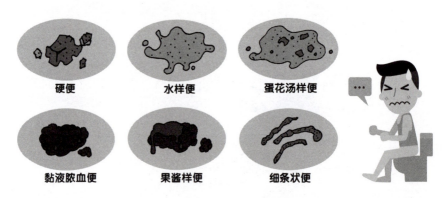

硬便　　水样便　　蛋花汤样便
黏液脓血便　　果酱样便　　细条状便

饮食导致"便血"

虽然消化道出血会导致大便性状改变,但是并不是所有大便性状改变都是消化道出血导致的。我们日常的饮食或者药物也可能引起大便颜色发生改变。比如苋菜、西瓜、红心火龙果、番茄等带红色素的食物,会产生红色的大便;又或者是动物肝脏、动物血、紫薯、蓝莓、铁剂、碳粉、铋剂(胃药)、中草药等,导致大便变成黑色或暗褐色。

所以,发现"便血"后,第一步要弄清导致粪便变色到底是真的血还是粪便被食物染色。

其他出血冒充"便血"

还有一种"便血",大便确实带血,但血液的源头可能不是出自消化道,而是口腔、鼻咽部等其他部位。举个例子:孩子刚拔过牙,或刚巧有过鼻出血,都可能将血液混入粪便中;新生儿,特别是出生一天内的,可能吞入母亲产道的血,或吸入母亲乳头破裂的血,也会导致粪便带血(如新生儿咽血综合征);还有肛门附近器官,如阴道、尿道出血污染了粪便,也会给人以便血的假象。但这些情况均不属于消化道出血。

心存侥幸很危险

便血不仅在成人中可见,在婴幼儿中也会出现,可能是疾病的信号。故弄清病因,及时应对,可谓势在必行。

千万不要心存侥幸,发现大便性状改变也不当一回事,觉得没有不舒服的感觉,自己身体肯定没事的,拖延日久,最终让病情恶化。

因此,为了安全起见,无论是什么原因导致的便血,都应去医院诊断清楚,以免贻误病情。

老年便秘，不同情况不同饮食

便秘是老年人的常见问题。老年人便秘的发生率是青壮年的2~3倍，这与老年人身体素质下降、消化功能减退、缺乏运动等有关。

每周排便少于2次，持续3个月以上，排便费力，粪质硬结者，可视为便秘。发生便秘时，应先去医院检查，排除器质性原因。若无明确病因，多为功能性的习惯性便秘，可以针对不同的情况，采取不同的饮食对策。

病因一：大便干结

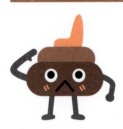

表现。 大便干、硬，如羊粪般呈颗粒状，有便意，但排出费力或感觉排不尽，还可能导致肛裂出血。

对策。 增加大便总量，润滑肠道。

老人消化液分泌减少，消化能力减弱，食物过于精细或过食煎炸食物，或喝水量不足，导致大便量少，大便干结。

如果不及时排便，大便更为干结，更难排出。

对此，需要增加便量，同时润滑肠道。日常饮食应以清淡松软为主，增加膳食纤维尤其是可溶性膳食纤维的摄入量，同时可以适当进食富含油脂的食物，如杏仁、夏威夷果、巴旦木等坚果。还可选择蜂蜜、芝麻等具有润燥通便功效的食物。花生油、芝麻油等植物油能直接润肠,而且其分解产物脂肪酸有刺激肠蠕动的作用,可酌情选用。

此外,多喝水,不仅能补充水分,还能激活肠胃,加快肠蠕动。每天喝适量的水,早上起来空腹喝1杯水,对改善便秘有帮助。

病因二:肠道蠕动缓慢

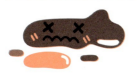

表现。常伴随腹胀、消化不良、嗳气等。

对策。增加粪便体积,适当运动。

肠道蠕动缓慢,会导致食物残渣在大肠内停留过久,残渣内水分被肠道重吸收,也容易导致大便干结。

增加粪便体积,可以刺激肠道蠕动,产生便意。因此,应保证摄入足够的食物,同时要摄入富含纤维素的食物。纤维素不能被消化,作为食物残渣,能显著增加粪便体积,帮助排便。膳食纤维含量高的食物,除了青菜水果,还包括燕麦、荞麦、红薯等粗粮,以及各种海藻类、菌菇类,可经常适当进食。

萝卜、蒜、葱、豆类等"产气食物"对防治便秘也有好处。气体对肠道起"鼓胀"作用,有利于增加肠蠕动,促进排便。

运动也能促进胃肠道蠕动,日常多锻炼(如慢跑、快走等)。以肚脐为中心,顺时针按摩腹部30~50圈,每天1次,对于防治这一类型便秘也有一定的效果。

病因三:无力排便

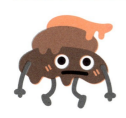

表现。患者常体弱无力,与排便相关的肌肉收缩无力,导致有便意但不能自行排便。

对策。减少粪便体积,行营养支持。

昏迷患者、卧床体虚患者等往往无力排便,继而引发便秘。对于这类患者，增加纤维素的摄入反而会增加肠道负担，加大排便难度。对于这种情况，通常需要人工辅助排便。在饮食方面，比较恰当的做法则是减少粪便体积，不主张患者吃太多东西，增加过多的膳食纤维。

如何在吃得少与营养充足方面获得平衡呢？可求助医生，帮助计算患者每日所需营养分量，然后给予精细食物，甚至人工调配的营养剂，以提高吸收率。在满足营养的同时，尽量减少食物残渣，从而缩减排便次数，减轻患者痛苦，必要时可使用全配方的营养素。

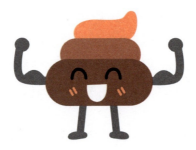

PART 2 ▸ 运动健身

强身健体**八段锦**

养生强身领域,古有"武林三绝",流传至今,分别是八段锦、五禽戏、易筋经。其中,八段锦形成于宋朝,"八段"代表八个连续的动作,"锦"是形容其动作如锦帛般绵连柔和,古朴高雅,不出偏差,故名。

都市生活中,很多人久坐不动,常有手脚麻木、颈椎痛、腰腿痛、头晕眼花等不适。而八段锦的动作特点是以全身旋转为主,一整套动作做下来,全身的关节都活动了,尤其是整个脊柱及四肢,能疏通气血,使经络通畅。而肌肉也得以锻炼,反过来能好好保护关节,减少疼痛发作概率。

八个动作,若能连在一起做,效果最佳。如果觉得做整套时间太长,可以根据自身状况选做一两个。

一个动作最少重复做16次,如果是刚开始学,可以6~8次,运动以微微出汗为宜。下面以国医大师邓铁涛教授演示的八段锦为示范,供学习锻炼。

第一式:两手托天理三焦

此动作主要伸展颈椎,缓解和预防脖子酸痛、挺胸收腹,可减肚腩。通过伸展四肢,使气血运行通畅,脑部的供血增加,缓解用脑过度造成的头晕眼花;挺胸收腹,可以收肚腩,修复体型。

动作分解

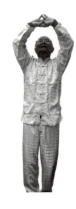

动作1 直立,两足分开,与肩同宽,两手手指相叉于小腹前。

动作2 双手掌交叉徐徐上举,整个双臂上托过程都要深吸气,眼睛随着手臂活动。

动作3 上举至头顶,翻掌,掌心朝上如托天状,同时顺势跷起两脚跟。

手臂到达顶点后再将两臂放下复原,同时两脚跟轻轻着地,复原时深呼气。如此反复多遍。

第二式:左右开弓似射雕

此动作能展肩扩胸,增强胸肋部、肩臂部的肌力,加强呼吸和血液循环,纠正不良姿态,消除腰背部的酸痛不适。

分解动作

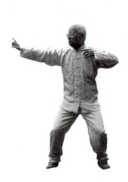

动作1 直立,左足跨出一大步,身体下蹲作骑马式。两臂在胸前交叉,右臂在外,左臂在内。

动作2 眼看左手,同时左手握拳,食指跷起向上,拇指伸直与食指呈八字撑开。展臂向左平拉,做拉弓状。

动作3 动作复原后,左右互换,左臂在外,右臂在内。

动作4 眼看右手,同时右手握拳,食指跷起向上,拇指伸直与食指呈八字撑开。展臂向右平拉,做拉弓状。

如配合呼吸,则展臂及拉弓时吸气,复原时呼气。

第三式：调理脾胃单臂举

这一式中，通过左右臂上下对拉拔伸，能够牵拉腹腔，对脾胃起到很好的按摩作用，有助于消化吸收。同时，使脊柱中的小关节和周围肌肉得到了锻炼，从而增强了脊柱的灵活性与稳定性，有利于预防和缓解肩颈酸痛。锻炼时，眼睛跟随着手部的动作而转动，也可以缓解眼睛疲劳。

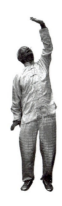

分解动作

直立，两足分开，与肩同宽。右手翻掌上举，五指并拢，掌心向上，指尖向右。手掌经面前举到头顶上方；同时左手掌心向下，下按至左髋旁（即脾关穴附近），指尖向前，动作在此处略停。

换边重复动作。完成一左一右为1次。

锻炼时需配合呼吸，双臂上举下按时吸气，复原时呼气。

第四式：五劳七伤往后瞧

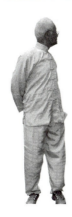

这一式通过转头的动作，能活动颈椎，缓解因长期僵直于一个姿势造成的脖子酸胀，改善颈部及脑部血液循环，有助于解除中枢神经系统疲劳。

分解动作

动作1~2 直立，双臂后伸于臀部，手掌向后，掌心朝外，躯干不动，头慢慢向左旋转，眼向左后方看，同时深吸气稍停片刻，头部转回原位。眼睛平视前方并呼气。

第五式：摇头摆尾去心火

这是八段锦动作中难度较大，运动方向较为复杂的一式。这一式是全身运动，包括颈椎、腰椎和下肢的运动，不仅可以锻炼颈部肌肉和关节，还能让胸廓得到舒展，对腰部疾患和下肢活动都有良好的作用。

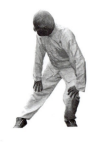

分解动作

预备姿势　两腿分开，相距约与肩同宽，屈膝半蹲成骑马势。两手张开，虎口向内，扶在膝关节上方。

动作1　头和上身前俯深屈，随即上身在左前方尽量做弧形环转，头胸尽量向左后旋转，同时臀部向右摆，左膝伸直，右膝弯曲。身体重心在右腿，上身右倾，眼睛望向左后方。

动作2　复原成预备姿势。

动作3　头和上身前俯深屈，随即上身在右前方尽量做弧形环转，头胸尽量向右后旋转，同时臀部向左摆，右膝伸直，左膝弯曲。身体重心在左腿，上身左倾，眼睛望向右后方。

第六式：两手攀足固肾腰

本式有幅度较大的俯仰腰身动作，可以充分地伸展腰腹肌群、脊椎及其两侧肌肉群，能提高腰腿柔韧性，放松腰背肌肉，预防腰肌劳损。

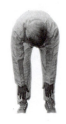

分解动作

预备姿势　两腿直立，两手自然置于体侧成立正势。

动作1　两臂高举，掌心相对，上体背伸，头向后仰。

动作2　上体向前尽量弯曲，两膝保持正直，同时两臂下垂，两手指尖尽量向下，头略抬高。

第七式：攒拳怒目增气力

这一式的动作主要是攒拳、出拳、瞪眼，主要运动四肢、腰和眼肌，刺激大脑皮质和交感神经兴奋，促进气血的运行，并有增强全身筋骨和肌肉的作用。

练此式时，有个小妙招可以锻炼宗气：出拳时腹部用力，丹田气摩擦喉咙，大力发出"赫赫"声。

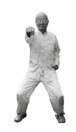

分解动作

动作1 两腿分开屈膝成骑马势，十趾抓地。两手握拳放在腰旁，拳心向上。右拳向前猛冲击，右臂伸直，拳心向下，两眼睁大，向前虎视。然后收回右拳。

动作2 在回收右拳的同时，如上述动作击出左拳。

动作3 左拳回收至腰旁，随后右拳向右侧冲击，拳与肩平，拳心向下，两眼睁大，向右虎视。然后收回右拳。

动作4 在回收右拳的同时，如上述动作击出左拳。

做时配合呼吸，击拳时呼气，收拳时吸气。

第八式：背后七颠百病消

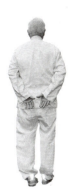

这一式非常简单，就是反复颠脚，能疏通全身气血，按摩脏腑。

分解动作

动作1 直立，两腿并拢，两脚十趾抓地。两手紧贴臀部，掌心朝外。

动作2 脚跟尽量向上提起，两腿并拢，同时吸气，全身提举，感觉头向上顶。踮至最高处，停顿约2秒。

动作3 足跟轻轻着地复原。足跟着地时呼气。

凯格尔运动，不只孕妇需要做

凯格尔运动，把"吊床"栓紧

盆底肌并不指某一块肌肉，而是盆底最底部的一组肌肉群，包括肛提肌、耻骨会阴肌、肛门内外括约肌等在内的一组肌肉群。

这些肌肉各司其职，纵横交错，将骨盆底部封闭起来，好像一张吊床支撑起盆腔内各个器官，并协助维持它们的生理状态。这些器官包括尿道、膀胱、直肠，男性的前列腺，以及女性的阴道、子宫。因此，无论男女，盆底肌的状态与排尿功能、性功能、排便功能都有着密不可分的关系。

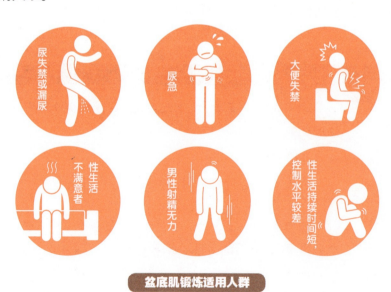

盆底肌锻炼适用人群

尽管这组肌肉群任务非常艰巨，但却很脆弱。像肥胖、怀孕、生育、手术、咳嗽、衰老……都是盆底肌的杀手。但我们可以通过训练使盆底的肌肉逐渐康复并强壮，预防大小便失禁。

锻炼这组隐藏在盆底内的肌肉的方法是"凯格尔运动"，即俗称的"缩肛运动"。

尽管凯格尔运动发明的初衷是教准妈妈或者产妇在围产期训练，以便顺利生产和产后康复的，但必须明确的是，无论男女，都有盆底肌，锻炼盆底肌都可受益。

三步走，锻炼盆底肌

这三个步骤是：一寻，二缩，三替。

第一步，寻。

首先你得找到正确的盆底肌：先试着收缩阴道（男性则是阴囊根部和肛门之间）和直肠周围的肌肉，并且努力抬升这些肌肉。对，就是像同时憋住不撒尿和不放屁的那种感觉。

如果你觉得有困难、找不到，有一个更简单的方法，就是在排尿过程当中突然停止，感觉到运动了哪些肌肉了吗？这就是盆底肌。

第二步，缩。

你得正确收缩肌肉。请记住，肌肉正确的运动方向应该是向上、向里，而不是向下憋气。在开始训练的早期，尤其要注意训练方法的正确性。请记住，你练的是"内功"，训练时可以把手放在腹部和臀部，确保在运动时，肚子、大腿和臀部都保持静止。

第三步，替。

就是说快速收缩和慢速收缩，交替进行。

慢收缩有助于增强盆底肌肉，可以协助控尿。具体方法是：

(1) 提升盆底肌，数 10 秒。

(2) 收缩盆底肌，数 10 秒。

(3) 放松肌肉，数 10 秒。

(4) 重复 10 次这样的动作。

快收缩有助于让盆底肌抵抗突然增加的腹压，像咳嗽、打喷嚏或者大笑。在排尿突然中断时，快收缩就会发挥作用。具体方法是：

(1) 快速抬高盆底肌。

(2) 收缩 1 秒。

(3) 放松肌肉，休息 1 秒。

(4) 重复 10 次。

盆底肌锻炼简便易行、无需成本、效果确切，并且随时随地，因地制宜。不管是坐、立、躺均可训练。

也可以求助医院设立的专门的盆底肌康复中心，由专门的医生和专业仪器指导辅助训练。

训练技巧

- 训练前排空膀胱。
- 别憋气，正常呼吸。正确训练的时候，说话、聊天不受影响。但尽可能集中注意力，也可以试着大声数数。
- 别收缩小肚子、大腿、屁股的肌肉。
- 别夹腿。

PART 3 ▶ 保健预防

排便，也要讲科学

我们常说，做任何事都得讲科学。但具体到解大便时，实施"科学解便"，你做到了吗？

解大便，牵涉甚广

首先，参与解大便的成员并不简单。

参与解大便的肌肉至少有十余对(大多是左右对称的)，上至关闭气管的会厌，中至膈、腹肌，更不用说作为担纲的盆底肌群，如耻骨直肠肌、肛提肌、肛门内外括约肌等。这些肌肉从你呱呱坠地的那一刻起，就开始不辞辛苦地工作着。

当然，这些肌肉各自干活是成不了事的，必须协同"对外"——有的收缩，有的放松，有的动，有的不动。

参与协调的神经也有四五对之多，牵涉的神经细胞就更多了。解大便时，上至大脑的神经中枢，中间的"高速公路"——脊髓，以至"基层"的大肠肛门黏膜下、肌肉内的感受器(神经末梢)，共同构成了一个系统，上传下达、有条不紊地传递信息与命令。这并不逊色于计算机系统。

如果这个系统的哪个地方出现了微小的故障或干扰，都会影响解大便的顺利进行。例如，若大便不能及时排出，久而久之就形成便秘，这是很令人苦恼的。

长期便秘可引起消化不良、腹胀、口臭、皮肤色素沉着、头脑不清醒等多种症状，还可引起脱肛、粪便填塞、肛裂、痔等，这就更进一步影响到人们的生活质量。

好习惯，预防便秘

怎样才能顺顺当当地解好大便呢？大家最好记住以下的"科学解便六项原则"。

1. 要专心，不能一心二用

解大便其实也很复杂，它要求人们专心致志，不要同时干其他事情。

有的人如厕时喜欢看报纸或杂志，有的人一坐（蹲）在便器上就开始玩手机、打游戏、听音乐。这样"充分利用"时间，分散了精力，还延长了上厕所的时间，势必影响排便这个主要任务的完成。因为"便意"对于不少人来说很珍贵，一旦错过，就可能再努力也排不出便了。久而久之，还容易诱发痔疮。

排便困难的人不要将进卫生间视为无聊或痛苦的事情，企图通过阅读或玩游戏来消磨时间，因为越是这么做，越会刻意抑制"便意"，导致条件反射消失，即使坐半天马桶也无济于事。

切记，上厕所不要携带任何可以用来娱乐的东西。

2. 要顺感觉，不能常忍

便意，是由于直肠的神经末梢受到肠腔内粪便刺激，继而向大脑"打报告"产生的。这是启动解便的第一步。因此，如条件环境无不可，我们就应"顺应便意"，立即痛痛快快地解决；反之，如果我们经常抑制这种便意，久而久之，这个信号就会弱化、失灵而不上传了。为什么有的人以前排便都挺规律的,后来却变得一两天都没有便意呢?原因也可能在于此。大便长久排放不畅,便秘就可能随之而来。最好能养成每天定时排便的习惯。久而久之就会形成条件反射。一旦"便意"来临,工作再忙也要抽空上卫生间。

3. 要意解,不能强攻

解大便是一个自知的过程,一般不需要强行用力(当然,偶尔大便干燥,也得稍微用点力)。

但有的人急于"完成任务",狠狠用力"挣"(强解),往往容易造成组织损伤出血。

4. 要定时,不能随意

定时解大便是一个很好的习惯,因为长期的训练可使解便形成自动化机制;粪便轻车熟路地排出,省时省力。至于定点在何时,并不重要,可按个人的生活作息规律而定,但要长期坚持才能成功。

餐后即有便意并非有病,这是胃容受性扩张后促进结肠运动的结果。利用这一生理反射来形成定时排便的自动化机制,也未尝不是一种省力的办法。

5. 要"回首",不能嫌弃

粪便虽有臭味,但从医学角度说,其中也有不少信息,通过它可了解消化系统的状况。

"回首"观察的项目包括:粪便的性状、量、颜色、气味,是否带血,在水中是漂浮还是沉降,等等,这样有助于及早发现病变,到时也可为医生提供相应的信息。

6. 便秘宜食疗,不能依赖药

当今习惯性便秘的患者很常见,这也多与解便不当有关。

治疗便秘的基础应是食疗,核心是增加膳食中纤维素的摄入。纤维素能增强对肠道的刺激,促进解便,还能吸附肠内毒素,降低血脂,等等。一些富含纤维素的食物,包括燕麦、麸子、蔬菜、玉米、红薯、魔芋、红枣、猕猴桃、木耳、香蕉等均是通便佳品,尤其是红薯。

　　有的人忽视食疗和生活习惯的重要性,为图省事,使用多种泻药。殊不知,长期用泻药,可损伤肠道有关解便的神经,一旦停药,常常发生更顽固的便秘,这种情况占了便秘的 50%~60%。

　　当然,在医生指导下,可以偶尔短时间、交替地使用泻药;但切忌滥用,否则,可能会痛快一时,辛苦一辈子。

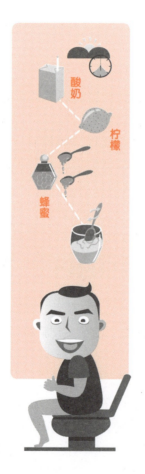
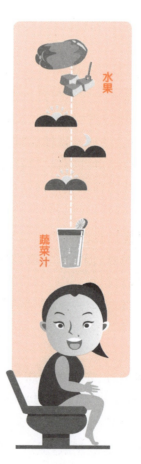

治痔药物**大比拼**

对于痔疮,最常见的一个误区就是见痔就治,欲除之而后快。

其实,痔疮的治疗原则是:无症状的痔无须治疗,有症状的痔无须根治,以保守治疗即药物治疗为主。因此,一般的痔疮患者不必首先就想到手术,而应根据症状选择合适的药物,只有药物治疗效果不好的,如痔核在肛门脱出严重、便血过多时,才需要去正规医院进行手术治疗。

目前,市场上痔疮药物剂型较多,口服的有颗粒剂、胶囊剂、片剂、丸剂等,外用的主要有栓剂、软膏与乳膏剂、贴剂等,还有气雾剂、药粉+药栓的药盒、口服溶液等,熏洗的主要是中药方剂。各类药物特点不同,如栓剂能直接到达病患部位,但存在易污染衣物的弊端;片剂能通过体内循环由内改善症状,但会对胃、肝造成一定影响。

口服药物

采用口服药物治疗痔疮的方法,在中医上称作内治法。中医对痔疮的治疗强调整体观念,辨证论治,即在辨证论治理论的基础上,针对不同的病因、病理、病位、体质、年龄,进行不同的治疗。

中医根据痔疮多属于湿热风燥火邪伤脉动血,以致气血郁滞,结而成块的病机,采用泻火凉血、清热润燥、祛风除湿、益气养血固脱的具体治则。许多治疗痔疮的单方、验方,有很好的疗效,亦可辨证选用。

常用药物如三七化痔丸、地榆槐角丸等。而市场上西药口服治疗痔疮的药物也不少，如迈之灵、消脱止。口服药最好在医生指导下选用。

外用药物

包括栓剂、软膏与乳膏剂、贴剂、气雾剂等，以栓剂为主导剂型，栓剂有止血、止痛、收敛、消炎等作用，对全身症状和直肠炎也有治疗作用，可作为一种较为简便易行、可靠的保守疗法，痔疮手术后换药时常常也用到栓剂。它比口服药物疗效更好，由于直肠局部给药直接作用于痔局部，发挥作用快、效果好，药物经直肠吸收后，可直接进入大循环而不经过肝脏解毒。这样既减少了肝脏对药物的破坏，又减少了药物对肝脏的刺激。同时直肠直接给药可避免胃酸和消化道酶对药物的破坏，也避免了药物对胃黏膜的刺激，因此栓剂的应用正日趋广泛。

常用的栓剂有很多种，如洗必泰痔疮栓、马应龙痔疮栓、化痔栓、太宁栓、红霉素栓、消炎痛栓等。其他的外用药常见的有马应龙麝香痔疮膏、肛泰软膏、肛泰帖等。

使用痔疮膏时，将药物直接涂敷于患处，适用于痔核脱出、肿痛不适，或因分泌物过多而引起的肛门瘙痒，或术后出血以及遗留创面等。

熏洗法

熏洗法（亦称坐浴法）是以中药煎汤熏洗肛门会阴部，通过热的作用，促进血液循环，使气血流畅，达到肿消痛减的目的。具体方法是，将药物水煎 10 分钟后，先用蒸气熏肛门局部，待水温适合时，再行肛门局部坐浴。中医主张辨证论治，辨证施药进行熏洗。

具体药方可以去医院获得，对于不想手术而饱受血栓痔痛苦的患者，熏洗法是目前最佳的选择。

大便失禁，卫生棉条能帮忙

大便失禁的患者，应注意饮食上尽量减少或避免摄入引起稀便，或增加肠蠕动，或产气的食物，这些食物包括豆类、薯类、牛奶及其制品、过量的蔬菜和杂粮、巧克力、番茄、咖啡、梅干、葡萄和无花果等。

大便难以控制，患者可以使用尿布和肛塞应对尴尬。在生活中，有一种小物件，体积更小，携带更方便，使用起来也比尿布更为舒适，那就是女性经期使用的卫生棉条。

使用方法也很简单。患者在上厕所后，洗干净双手，蹲下或一脚垫高，选择大小合适型号的卫生棉条，用手指轻轻塞入肛门。注意，棉线末端（拉绳）要外露肛门外，以方便取出。也可以在家属的帮助下塞入棉条。放置卫生棉条时，要戴一次性指套。也可以选用有导管的款式，放置更容易。根据患者大便情况，每2~4小时要更换1次。取出棉条后就排便，排净后再次塞入新棉条。

从材质上来说，内置式卫生棉是一种压缩的棉质的圆柱体，吸收力极强，吸收水分后能向四周辐射状膨胀，防止渗漏，保持体外清洁干爽。这不仅防止大便外溢引起的恶臭，还有效预防了大便对肛周皮肤炎性刺激，防止肛周皮肤出现破损、溃烂，无疑能减轻患者的痛苦以及护理者的工作量，又降低了纸巾、保护皮肤药物的用量。卫生棉条可在大型超市和连锁便利店购买。要注意的是，这种方法治标不治本，只有解决了导致大便失禁的因素，问题才能得到根本的解决。

经典答疑

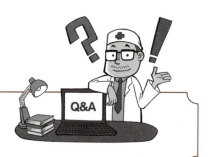

◆ 结肠炎患者要少吃蔬菜吗？

问：我患有溃疡性结肠炎，现在病情基本稳定，大便基本是每天2次。听病友说，我们这种情况，最好少吃点蔬菜，不然容易复发。请问是这样吗？

答：溃疡性结肠炎患者，大多表现为大便次数增多，这种情况，在用药治疗的同时，是一定要注意饮食控制的。尤其是在病情没有得到控制的时候，患者要选择纤维素少和少渣的饮食，这样能够减少粪便的形成，使肠道蠕动减少，继而让肠道休息。

不过，在疾病的缓解期，大便基本正常的情况下，饮食方面的限制就会少一点，只要不吃过于油腻，容易致敏，或者辛辣的食物，以及不吃不卫生的食物，比如凉菜、海鲜等，一般就可以了。

如果病情稳定，大便有规律，就可以根据自己的大便情况进食适量的蔬菜。如果发现进食蔬菜后，大便变得稀烂、次数增多，或者腹痛不适，就应该减少进食量。

有效的看病流程

聪明就医篇

PART 1 ▶ 就医之前这样准备

肛肠疾病患者就诊前，应先做一些功课：仔细回顾从发病开始到就诊时的症状变化过程，如时间比较长，可简单记录。首先，患者要简单说清楚是因为什么来看病，有什么症状和表现，之前是否曾发生过这样的情况，当时做了什么检查，医生的诊断是什么，采取了哪些治疗手段，用了什么药，效果如何，等等。患者在候诊时，最好先理清自己的思路，就诊时才能有条理地和医生表述自己的病情。

讲述的时候不要隐瞒病情，也不要夸大，以便医生更好地制订治疗方案。

对于就诊时所穿的服饰，应选择容易穿脱的，不要穿连体或吊带款式的衣服。

就诊时应携带自己在外院做的相关检查资料或者以前在本院就诊的资料，给医生提供参考。有些检查资料如果能带来，时效性强的话，可以省去一些重复检查和等待检查结果的时间。有些资料，则可以让医生对检查结果进行前后的对比，判断疾病的变化。这样医生就能在短时间内了解到最重要的信息。

病历能够提供完整的疾病信息，帮助医生在最短时间掌握既往诊疗信息。这包括曾患过什么疾病，做过什么检查，用过什么药，这些药物的疗效和有无毒副作用等。

这些信息光凭记忆提供给医生，很可能会说漏，导致做重复的检查，浪费了时间和金钱，同时增加重复检查所造成的肉体痛苦。

另外，临床上使用的药品种类不断增多，由药物引起的不良反应也越来越多。通过病历对药物不良反应的记录，医生可以不开不良反应多的药物，更好地保证用药安全。

建议患者看病时，可以先按照时间的先后，将治疗过程的经过、出院小结、验单梳理得清清楚楚，让医生一目了然。同时，整理这些表格，也是为自己建立自我监测档案。即使几年后有什么问题，医生也能直接看到最早期的数值。

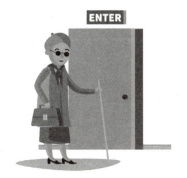
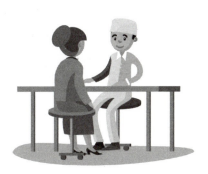

提高门诊就医效率的5个技巧

1. 提前查询好医院地址，门诊楼的分布，药房、检验处、收费处的地点等。注意有些医院有不同院区的，不要白跑一趟。

2. 如果属于疑难杂症，或者需要就诊号源特别紧张的专家，可选择特需门诊。虽然挂号费比较高，但更容易获得号源，也能获得相对较长的与医生沟通的时间。还可以申请会诊。

3. 带上可能需要的东西：身份证、医保卡、银行卡、现金、笔、原先的病历和检查单。如在该院是初诊，了解是否需要先开具诊疗卡。

4. 尽量避开高峰。一般来说（非绝对）周一至周三上午，专家最全，但就诊人数也最多。上午看病的人多，下午少（当然，需要抽血检查的项目通常都要在上午）。

5. 如果需要进行多项检查，先去需要预约的项目（如B超、MR/CT），再去做不需预约的项目。

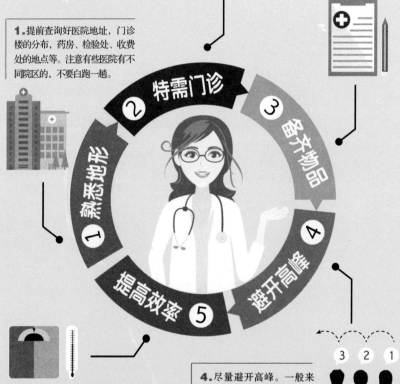

PART 2 ▶
挂号方式多样选

利用各种各样的互联网或移动互联网工具进行预约挂号,不仅能节省大量排队挂号的时间,一些难得的号源也有更大的机会获得,而且,预约方式通常可以具体到时间段,可以更自由地安排就医,更好地安排工作和生活。具体而言,如今医院的挂号方式大概有以下几种。

常用预约挂号方式一览(见文末)。

预约应遵守

注意医院号源放出的时间,不同挂号平台会有不同的放号时间,错过这个时间段,一些抢手的号源会更难得到。

◆注意不同预约方式的有效预约时间,如提前1周或2周。

◆知晓不同预约方式的服务时间。部分网络预约是24小时,也有一些夜间(00:00—07:00)停止服务。

◆医院特诊号相对比较容易预约,但价格较贵。如果病情复杂紧急,也可以尝试先约特诊号确诊。

◆不要爽约。如有特殊情况,要提前取消。否则会视为爽约,有可能影响下次预约。

◆有不同院区的医院,预约时应该看清楚医生出诊地点。

◆先了解自己应该看什么科,然后再进行预约,请在预约时间前到达诊室候诊。

◆一些预约方式仅支持有该院诊疗卡者,初诊者可以尝试别的方式。

◆如果是首诊患者或是需要全面复查的患者,由于可能需要检查血糖、血脂、肝功、肾功、血流变、腹部 B 超等多项指标,就应当空腹去医院。建议就诊前一天 20:00 起禁食,就诊当天选择 8:00—9:00 时段空腹就诊。

◆复诊的目的如果只是取药或观察疗效,可以进餐之后再去医院。

◆对自己病情变化的新情况,何时出现,应做好详细记录。

要注意的是,有些医院可能不开放现场挂号窗口,有些医院对某些科室可能不开放网络预约,这些都是需要提前了解的。

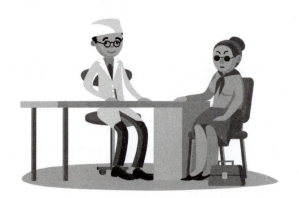

常用预约挂号方式一览（广东省）

广州市卫生局统一挂号平台： http://www.guahao.gov.cn。
医院官方网站： 部分医院官网开通预约功能，一般在医院网站首页。
第三方网络挂号平台： 健康之路、挂号网、医护网等。

健康之路： 400-6677-400。
电信： 114。
移动： 12580。

医院微信公众号： 关注就诊医院微信公众号服务号便可预约。
打开微信APP"微信→钱包→城市服务→挂号平台"。

打开支付宝APP"支付宝→城市服务→挂号就诊"。

目前仅有部分医院开发了相应APP。
第三方挂号APP及其微信公众号、**微医APP**及其微信公众号、**160就医助手APP**及其微信公众号、**翼健康APP**及其微信公众号。
不同服务平台号源不一，可作不同尝试。

各医院门诊预约挂号人工服务台方式与一般现场挂号相似。
各医院门诊**挂号自助机**：需要注册或办理诊疗卡，兼具付款以及验单查询功能。
"**微导诊**"现场扫码预约。

需要复诊的患者可以现场让**医生预约**下一次就诊时间。

挂号方式多样选　聪明就医篇　有效的看病流程

家庭医生 医学科普丛书

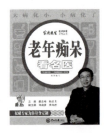

《老年痴呆看名医》

主编简介：

姚志彬，中山大学教授、博士研究生导师，广东省医学会会长。

陆正齐，中山大学附属第三医院神经内科主任，教授，博士研究生导师。

内容简介：

阿尔茨海默症是老年人痴呆的重要原因，它不是正常的老化，而是一种疾病！它不仅夺走患者的记忆，也可能让他们丧失思考、行为的能力，给家庭带来困境。本书将告诉您如何尽早发现老年痴呆的苗头，并积极处理；告诉您如何科学爱护大脑，让它更年轻。同时，也为有老年痴呆患者的家庭提供具体可行的日常照护指引。

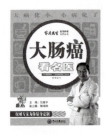

《大肠癌看名医》

主编简介：

汪建平，中山大学附属第六医院结直肠外科主任，中华医学会理事，广东省医学会副会长，广东省医师协会副会长。

内容简介：

大肠是健康的"晴雨表"，很容易随身体状况的变化而发生问题，而人们最易忽视细微的身体变化，如最常见的便秘和腹泻，这其中可能隐藏着重大疾病，比如逐年高发的大肠癌。本书最重要的目的，是要带给读者一个忠告：是时候关心一下您的肠道了。关注自己的肠道，会带来无比珍贵的健康。

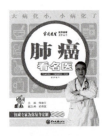

《肺癌看名医》

主编简介：

何建行，广州医科大学附属第一医院院长、胸外科教授，卫生部有突出贡献中青年专家，国务院政府特殊津贴专家，中央保健专家，中国十大口碑医生，广东省医学会胸外科学分会首届主任委员。

内容简介：

肺癌，一直高居我国癌症发病率的第一位。为什么会患上肺癌？早期怎么发现？该做哪些检查？如何选择治疗方案？……种种问题困扰着患者和家属。本书以通俗的语言、图文并茂的方式，全面介绍肺癌的病因、检查及治疗手段，为肺癌患者提供医、食、住、行全方位指引。

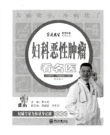

《妇科恶性肿瘤看名医》

主编简介:

李小毛,中山大学附属第三医院妇产科主任兼妇科主任,教授,博士研究生导师,妇产科学术带头人。

内容简介:

为什么会患上妇科恶性肿瘤?早期如何发现?做哪些检查能尽快、准确知晓病情?选哪种治疗方案?出院后,身体的不适如何改善?……本书以通俗的语言、图文结合的方式,介绍宫颈癌、子宫内膜癌、卵巢癌的病因、相关检查、治疗、高效就医途径等,为妇科恶性肿瘤患者提供医、食、住、行全方位指引。

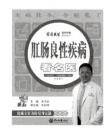

《肛肠良性疾病看名医》

主编简介:

任东林,主任医师,医学博士,外科学教授,博士研究生导师。中山大学附属第六医院运营总监,肛肠外科、中西医结合肛肠外科、盆底治疗专科主任。中国中西医结合学会大肠肛门病专业委员会主任委员。世界中医联合会肛肠专业委员会副主任委员。

内容简介:

我国肛门直肠良性疾病患者数以亿计。最常见的肛肠良性疾病包括痔、肛瘘、肛裂、肛周脓肿、肛周肿物、藏毛窦等等。肛肠为何会生病?如何防?如何治?本书以活泼的语言、生动的图示,为您介绍科学、准确的医学知识,力求切实为患者排忧解难。

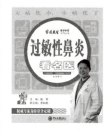

《过敏性鼻炎看名医》

主编简介:

赖荷,广州医科大学附属第二医院过敏反应科主任、主任医师,中华医学会变态反应学分会常务委员,中国医师协会变态反应医师分会常务委员,广东医学会变态反应学分会主任委员。

内容简介:

在21世纪,过敏成了一种"时代病"。其中,过敏性鼻炎在全球的发病率为10%~25%,有逐年增加趋势。有人认为,过敏性鼻炎不治也没什么大不了。事实上,有30%~40%的过敏性鼻炎会继续发展成为支气管哮喘。本书旨在普及过敏性鼻炎的医学常识,图文并茂,语言力求通俗易懂,为过敏性鼻炎患者提供医治、养护贴心指引。

家庭医生 医学科普丛书

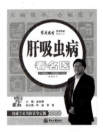

《肝吸虫病看名医》

主编简介：

余新炳，中山大学教授、博士研究生导师，国家医药监督管理局药物评审专家，广东省寄生虫学会理事长。

内容简介：

得了肝吸虫病该怎么办？需要做哪些检查？有没有遗传性？如何确定体内已无虫卵？怎样预防这种疾病？本书以简明、通俗的语言，向读者介绍肝吸虫病的致病原因、自检方法、治疗手段和预防措施等知识，同时，还提供一些高效就诊的小技巧，既突出阅读的趣味性，又兼顾知识的系统性和全面性，使读者可以轻松掌握肝吸虫病的基本知识。远离肝吸虫病，从这里开始吧！

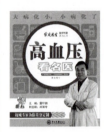

《高血压看名医》

主编简介：

董吁钢，中山大学附属第一医院心血管医学部主任、教授、博士研究生导师，广东省医学会心血管病分会高血压学组组长。

内容简介：

我国的血压控制率只有6.1%。高血压患者中约75%的人吃了降压药，血压还是没有达标。吃药为啥不管用？血压高点有啥可怕？为何要严格控制血压？顽固的高血压如何轻松降下来？防治高血压的并发症有何妙招？……以上种种疑问，在本书里都能找到您看得懂的答案。

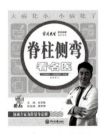

《脊柱侧弯看名医》

主编简介：

杨军林，中山大学附属第一医院脊柱侧弯中心主任、教授，广东省新苗脊柱侧弯预防中心主任，中华医学会骨科分会小儿骨科学组委员，中国康复医学会脊柱畸形委员会副主任委员。

内容简介：

什么是脊柱侧弯？如何自查脊柱侧弯？脊柱侧弯要怎么矫正？会不会耽误孩子的学习和发育？……本书以通俗的语言、图文并茂的方式，全面介绍了脊柱侧弯的成因、检查和诊治办法，为脊柱侧弯疾病患者提供了医、食、住、行全方位指引。

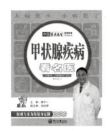

主编简介：

蒋宁一，中山大学孙逸仙纪念医院核医学科主任医师、教授、博士研究生导师，中华医学会核医学分会治疗学组组长。

内容简介：

当今生活压力大，节奏紧张，甲状腺疾病的发病率有上升趋势。常见的甲状腺疾病有哪些？甲状腺疾病该如何治？……本书以通俗易懂的语言、生动活泼的图片聚焦甲状腺疾病，向广大读者介绍甲状腺的生理功能及其常见病的防治知识。患者最关心、最常见、最具代表性的疑问都能从本书中得到解答。

《甲状腺疾病看名医》

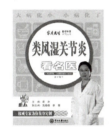

主编简介：

戴冽，中山大学孙逸仙纪念医院风湿免疫科主任、教授、博士研究生导师，广东省医学会风湿病学会副主任委员。

内容简介：

"活着的癌症，不死的僵尸"，是人们对风湿免疫性疾病的常见形容，类风湿性关节炎则是这类病的典型代表之一。好端端的，为什么就招惹了这个病？早期，如何发现该病的蛛丝马迹？就医时，怎么才能找对门路，少绕弯子？治疗时，怎样遵医嘱，科学用药？衣食住行中，如何全面呵护自己，改善病情……以上种种问题的答案，都以晓畅的语言、生动的配图，尽情呈现在本书中。

《类风湿关节炎看名医》

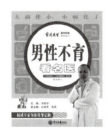

主编简介：

邓春华，中山大学附属第一医院泌尿外科教授、博士研究生导师，中华医学会男科学分会候任主任委员。

内容简介：

二孩政策全面放开，孕育话题再次被引爆。然而，大量不育男性却深陷痛苦之中。不育男性如何通过生活方式的调整走出困境？医生如何借助"药丸子""捉精子""动刀子"等手段，让患者"绝处逢生"？患者与男科医生之间如何高效沟通？……本书语言通俗易懂，不失为男性不育患者走出困境的一份贴心指引。

《男性不育看名医》

家庭医生 医学科普丛书

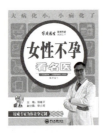

主编简介：

张建平，中山大学孙逸仙纪念医院妇产科教授、博士研究生导师、学术带头人，中华妇产科学会妊娠期高血压疾病学组副组长。

内容简介：

不孕不育，一种特殊的健康缺陷。不孕女性需要做哪些相关检查和治疗？如何通过生活方式的调整走出困境？女性不孕患者的诊治有怎样的流程？试管婴儿能解决所有的问题吗？……本书以通俗易懂的语言，全面介绍了女性不孕的病因、相关检查、治疗手段及高效就医途径，不失为女性不孕患者走出困境的一份贴心指引。

《女性不孕看名医》

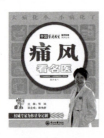

主编简介：

张晓，广东省人民医院风湿科行政主任、中国医师协会风湿免疫科医师分会副会长、广东省医师协会风湿免疫分会主任委员、广东省医学会风湿免疫分会副主任委员。

内容简介：

得了痛风，便再也摆脱不了随时发作的剧痛？再也离不开药罐子的生活？再也无缘天下美味，只能索然无味地过日子？……专家将带给您关于痛风这个古老疾病的全新认识：尿酸是可以降的，痛是不需要忍的，而美食同样是不可辜负的。本书以图文并茂的方式，给痛风及高尿酸血症患者提供了医、食、住、行的全方位指引。

《痛风看名医》

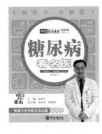

主编简介：

翁建平，中山大学附属第三医院教授、博士研究生导师、内分泌科首席专家，现任中华医学会糖尿病学分会主任委员。

内容简介：

怎样知道自己是否属于糖尿病高危人群？患了糖尿病，如何通过饮食方式的调整、行为方式的改变以及药物治疗来稳定血糖？如何有效地与医生沟通？……本书以通俗易懂的语言、图文并茂的方式，全面介绍糖尿病的病因、相关检查、治疗手段及高效就医途径，给糖尿病患者提供了医、食、住、行的全方位指引。

《糖尿病看名医》

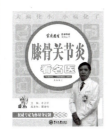

主编简介：

史占军, 南方医科大学南方医院关节与骨病外科主任、教授、主任医师、博士研究生导师，广东省医学会关节外科学会主任委员。

内容简介：

中老年膝关节疼痛占了骨科门诊的二分之一，主要原因就是膝骨关节炎。生活中怎么才能养护膝骨关节，延缓其退化？跑步、爬山如何不伤膝？得了膝骨关节炎如何选择合适的运动方式？疼痛如何避免？……本书以通俗易懂的语言，图文并茂的方式，为膝骨关节炎患者提供了医、食、住、行的全方位指引。

《膝骨关节炎看名医》

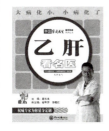

主编简介：

高志良, 中山大学附属第三医院肝病医院副院长、感染性疾病科主任、教授、博士研究生导师，广东省医学会感染病学分会主任委员。

内容简介：

本书由著名肝病专家高志良教授主编，聚焦乙肝话题，进行深度剖析：和乙肝病毒感染者进餐会传染乙肝吗？肝功能正常需不需要治疗？乙肝患者终生不能停药吗？乙肝妈妈如何生下健康宝宝？患者与医生之间如何高效沟通？……想知道答案吗？请看本书！

《乙肝看名医》

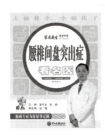

主编简介：

黄东生, 中山大学孙逸仙纪念医院脊柱外科教授、主任医师、博士研究生导师，广东省医学会脊柱外科学分会前任主任委员，中国医师协会骨科医师分会脊柱畸形委员会委员，国际内固定学会AO脊柱培训中心主任。

内容简介：

腰痛缠身，是否意味着患上了腰椎间盘突出症？腰椎间盘突出症患者，如何治疗、保健、聪明就医？本书以通俗易懂的语言，图文并茂的方式，介绍腰椎间盘突出症的症状、病因、治疗、日常保健及高效就医知识，为腰椎间盘突出症患者提供了医、食、住、行的全方位指引。

《腰椎间盘突出症看名医》

家庭医生 医学科普丛书

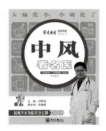

《中风看名医》

主编简介：

胡学强，中山大学附属第三医院神经病学科前主任、教授、博士研究生导师，广东省中西医结合学会脑心同治专业委员会主任委员。

内容简介：

中风又称脑卒中。中风先兆如何识别？中风或疑似中风，要做哪些相关检查和治疗？中风救治一刻千金，其诊治的标准流程是怎样的？如何调整生活方式，防患于未然？……本书以通俗易懂的语言，全面介绍了中风的病因、相关检查、治疗手段及高效就医途径，为中风患者提供了医、食、住、行全方位指引。

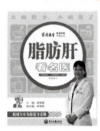

《脂肪肝看名医》

主编简介：

钟碧慧，中山大学附属第一医院感染科主任、教授、博士研究生导师，广东省医学会肝脏病学分会脂肪肝学组副组长。

内容简介：

随着饮食结构和生活习惯的改变，脂肪肝已成为我国第一大慢性肝病。怎样知道自己是否有脂肪肝？脂肪肝有哪些危害？患了脂肪肝，怎么办？是否再也离不开药罐子的生活？能彻底治愈吗？……专家将为您揭开脂肪肝的来龙去脉，介绍脂肪肝的病因、相关检查和治疗手段。书中内容科学、语言通俗、图文并茂，让您在轻松阅读之余，掌握脂肪肝的防治之道。

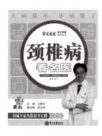

《颈椎病看名医》

主编简介：

王楚怀，中山大学附属第一医院康复科教授、博士研究生导师，中国康复医学会颈椎病专业委员会副主任委员。

内容简介：

颈椎病是日常生活中的常见病、多发病。其类型多样，表现百变。颈椎长骨刺＝颈椎病？得了颈椎病，最终都会瘫？反复落枕是何因？颈椎病为何易复发？颈椎病，如何选枕头？"米"字操真的有用吗？……本书以通俗易懂的语言、图文并茂的形式，深入浅出地介绍了颈椎病的来龙去脉，让读者在轻松阅读之余，学会颈椎病的防治之法。